AF209147

1

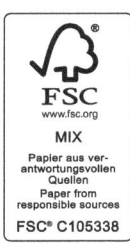

2016

Verfasser: Patrick Fricke

Herstellung und Verlag: BoD – Books on Demand, Norderstedt

ISBN: 9783839151488

Meine Geschichte ... Diagnose: HODENKREBS

Wenn das Leben dich fickt, warte ab. Vielleicht will es danach noch kuscheln...

Verfasst von Patrick Fricke im August/September/Oktober/November 2015

Vorwort:

Ich möchte, dass jeder der Interesse hat, einen Einblick in die schlimmste Zeit meines bisherigen Lebens bekommen soll. Ich möchte, dass jeder jeden Tag schätzt und immer lächelt. Lange habe ich überlegt diesen Schritt zu gehen. Von Zeit zu Zeit werde ich nach meiner Geschichte gefragt und wie das so war mit dem Krebs. Natürlich wurde ich auch schon mehrfach aufgefordert es aufzuschreiben. Viele sagen ich sollte ein Buch schreiben. Jetzt, 2 Jahre später, fühle ich mich bereit dafür und meine Psychologin hat mich in diesem Gedanken bestärkt - zur Krankheitsbewältigung. Wahrscheinlich gibt es auch einige die jetzt schmunzeln, weil sie denken ich sei wieder gesund und das ich mich nicht so anstellen soll. Von meinen Bewegungseinschränkungen einmal abgesehen gibt es leider kein bildgebendes Verfahren auf der Welt, dass mir 100% Gesundheit bestätigen kann. Ich kann noch immer Krebszellen in meinem Körper haben und sie könnten jederzeit ausbrechen. Dazu kommt noch ein nicht kalkulierbares Risiko einer erneuten Ausbreitung einer anderen Krebsart aufgrund der extrem hohen Strahlenbelastung durch die Therapie sowie die Nachsorgetherpieverfahren wie z.b. diverse Computer-Tomographien. Bei einem einzigen CT, wie es heute während der Krebsnachsorge einmal im Jahr stattfindet, ist der Körper einer ca. 25x stärkeren Strahlung ausgesetzt als durch normale Auswirkungen in der Natur bzw. im Alltag innerhalb eines Jahres. Wenn man bedenkt, dass ich alleine im Jahr 2013 der akuten Krankheitsphase 12 Stück dieser Computer-Tomographischen Strahlenbomben über mich ergehen lassen musste. Mit dieser Angst zu leben ist nicht leicht aber lernbar. Diese Angst hat mich von Anfang an begleitet und mir manchmal vielleicht sogar meine Wahrnehmung getrübt. Das ist bis heute der Fall. Ich möchte nicht, dass sich durch meine ehrlichen Worte irgendjemand persönlich angegriffen fühlt. Ich habe nur versucht, meine Wahrnehmungen in ehrlichster Form aufzuschreiben. So wie ich es empfunden habe.

Ich habe durch die Erkrankung viele Werte fürs Leben lernen dürfen und einen positiven Lebenswandel durchgemacht. Hiermit möchte ich versuchen, diesen zu vermitteln und zu erklären. Dieser Lebenswandel ist jedoch nicht leicht verständlich und geschieht garantiert nicht binnen von ein paar Monaten. Natürlich möchte ich auch betroffenen Krebspatienten jeder Art einen Lichtblick bieten und anderen Interessierten einen Einblick in meine Erlebnisse verschaffen. Viele konnten doch nur einen kleinen Teil meiner Erkrankung mitverfolgen und hätten vielleicht auch gerne mehr erfahren aber wollten nicht näher nachfragen. Ich habe auch viele Menschen während meiner Rehabilitationszeiten kennengelernt, die Interesse daran hatten und über meine positive Einstellung der Erkrankung gegenüber erstaunt waren. Ich möchte Betroffenen Hoffnung und Mut schenken, egal welche Krebsart er/sie hat.

„Wenn wir einen Menschen glücklicher und heiterer machen können, so sollten wir es in jedem Fall tun, mag er uns darum bitten oder nicht." - Hermann Hesse

In erster Linie möchte ich aber mit der Krankheit abschließen, mich auf die schönen Dinge des Lebens konzentrieren und nach vorne in die Zukunft blicken! Was nicht heißen soll, dass mich keiner mehr darauf ansprechen sollte. Diese Krankheit wird Bestandteil meines Lebens bleiben und ich bin gerne zu offenen persönlichen Gesprächen darüber bereit. Wer mich kontaktieren möchte, in welcher Form auch immer, kann dies gerne tun. Für diejenigen, die mich nicht weiter kennen, werde ich am Ende meine Kontaktdaten hinterlassen. Auch der Austausch mit Menschen die mich nicht kennen ist mir extrem wichtig. Vielleicht kann ich auch sogar einem betroffenen Krebspatienten mit einem Besuch helfen.

Wie offen ich mit der Krankheit umgehe, zeigen diese Zeilen. Dieses Buch soll außerdem schonungslos über Missstände und Bedingungen in Krankenhäusern aufklären und Erklärungen in einfacher Sprache über das Thema Hodenkrebs bieten. Ich habe es öffentlich gemacht, um zu sehen wie viele Menschen meine Story wirklich interessiert. Außerdem kann ich nicht jedem Einzelnen einen Abzug geben. Das übersteigt wirklich meine finanziellen Mittel. Ich werde den gesamten Gewinn aus diesem Buch einer Kampagne zukommen lassen, die sich mit der Vorsorge und Aufklärung von Krebs in der Gesellschaft beschäftigt.

Ich bin 31 Jahre alt, habe mit 29 Jahren die Diagnose Hodenkrebs im letzten Stadium mit Metastasenbildung in fast allen lebenswichtigen Organen erhalten.

„Klopfendes Herz, den Schweiß auf der Stirn, voll tödlicher Angst, voll Zweifel im Hirn, voll flackernder Sehnsucht nach diesem Leben." (So geht´s dir – Böhse Onkelz)

Ich befinde mich im Moment in meiner zweiten Rehabilitationsmaßnahme zum weiteren Muskelaufbau, zur Erholung/Entspannung nach meinem ersten Arbeitsjahr nach der Erkrankung, zur Optimierung der Krankheitsbewältigung und zur Verbesserung der körperlichen Leistungsfähigkeit. Außerdem bin ich seitdem sehr darauf bedacht meinen Lebensstil bzw. meine Essgewohnheiten zu ändern und somit gesundheitliche Risikofaktoren auszuschalten. Ich hoffe dies gelingt mir hier und ich nehme etwas mit nach Hause. In einer Erstanalyse durch die BIA-Messung und den Blutwerten wurde vorab schon festgestellt, dass ich mich auf dem richtigen Weg im Gleichgewicht zwischen Bewegung, optimaler Ernährung, Körperflüssigkeit, Muskel bzw. Organmasse und Knochendichte befinde. Körperfett muss ich allerdings noch ein wenig abbauen aber das wusste ich vorher. Aufgrund meiner fehlenden Niere und meinen Harnsäurewerten soll ich versuchen möglichst eiweißarm zu essen. Dies bedeutet für mich auf den Fleischkonsum zu verzichten. Außerdem möchte ich hier versuchen, mit meiner Krebserfahrung, anderen zu helfen ihre Ängste zu bewältigen. Dies funktioniert hier auf der Kur in der Psychologie Gesprächsgruppe auch ganz gut. Ich bin dort zwar der jüngste Patient, dennoch der erfahrenste in Sachen Krebs. Jetzt nach der zweiten Sitzung fassen sogar die älteren Herren Vertrauen zu dem bösen Tätowierten jungen Mann weil sie merken, dass auch junge Männer mit dem Thema vertraut sein können. Scheiß Vorurteile. Ferner gehe ich hier zu Vorträgen, die sich mit dem Prostatakarzinom (Prostatakrebs) befassen und bei einem Vortrag zur alternativen Schmerztherapie war ich auch schon. Ich tue dies, um mein Wissen über die Krankheit zu erweitern und um mit Erkrankten leichter ins Gespräch zu kommen um vielleicht Hilfestellung geben zu können, weil ich jetzt weiß, wie ich mit einem Erkrankten kommunizieren kann. Ich habe in meiner akuten Krankheitsphase gelernt, dass es besser war mit Gleichgesinnten zu sprechen als mit irgendwelchen Psychologen oder Ärzten die diese Krankheit nur aus Büchern kennen. Ich möchte diese Erfahrungswerte gerne weitergeben, da ich so etwas zur schlimmsten Zeit bzw. in der Anfangsphase zur Aufklärung auch hätte sehr gut gebrauchen können. Viele denken auch das Krebs in irgendeiner Weise ansteckend sein könnte und halten zu Erkrankten eher Abstand. Das ist schade, weil Menschen mit Krebs, unheilbar, heilbar oder überlebten Krebs oft eine bessere Wahrnehmung besitzen und weitaus menschlicher sind. Ausnahmen bestätigen natürlich die Regel.

Die Zeit 2013 war sehr einschneidend, denn als junger Mensch hat man sein ganzes Leben noch vor sich und auf einmal ändert sich der Plan und Verlauf des Lebens. Sehr verletzt hat mich, dass vor allem gleichaltrige Freunde und auch die eigene Familie sich anders verhalten haben als ich es mir erhofft hatte. Vermutlich, weil sie noch nie mit Krebs konfrontiert waren oder damit nicht umgehen konnten. Ich hätte mir mehr Verständnis, Nähe, Besuch und auch Auseinandersetzungen mit der Krankheit von anderen gewünscht. Auch während der Rehabilitationen hätte dieses zur Krankheitsbewältigung beitragen. Leider denken wenige an die Heilung im Kopf. Die Heilung der Psyche nimmt wohl einige Jahre in Anspruch. Das

Erlebte lässt sich nicht beschreiben, es arbeitet in mir. Dieses nett gemeinte „wird schon wieder" ist nämlich ähnlich hilfreich wie „in 5 km kommt die nächste Toilette, ganz bestimmt", zu Fuß mit Magen-Darm-Grippe. Sowas ist einfach nur ein Schlag in die Fresse. Entweder interessiert es denjenigen nicht wirklich oder er/sie ist maßlos überfordert mit der Situation und in einem schockähnlichen Zustand. Das macht es nur leider nicht besser. Ich habe Krebs – kein gebrochenes Bein. Es tröstet oder baut nicht auf und gibt auch keinen Mut. Ein interessiertes „Wie kann ich dir helfen, den Krebs in den Arsch zu treten" wäre hilfreich gewesen. Ich denke aber, dass viele mit der Situation einfach nicht umgehen konnten, sehr überfordert waren und es in keinerlei Weise böse gemeint haben. Gleichzeitig hat mich überrascht, wie sehr mir die Familie von meiner Freundin Lara in allen Phasen der Erkrankung Rückhalt gegeben hat, obwohl wir noch nicht lange in einer Beziehung waren. Darüber bin ich sehr dankbar. Vor allen anderen kommt natürlich meine Lara. Sie hat mir extrem viel

Kraft gegeben und immer aus allem das Positive gezogen. Sie ist in dieser Zeit über sich hinaus gewachsen. Ohne sie würde ich heute wahrscheinlich nicht mehr existieren. Sie war immer da, hat alles Schreckliche ins Detail miterlebt, ertragen und hat trotzdem immer das Positive gefunden. Sie hat meine Krankheit, Arbeit und Studium verbunden, nichts davon schleifen lassen und immer alles gegeben. Davor habe ich verdammt Respekt. Ich weiß nicht, ob ich das in dieser Situation so überstehen würde. Ich bin froh, dankbar und auch sehr stolz, dass sie meine Freundin ist. Die Zeit hat uns beide sehr gezeichnet, aber dadurch auch für das Leben gestärkt. Der jugendliche Leichtsinn ist verflogen.

In dieser Zeit habe ich aber auch sehr sehr viele positive Erfahrungen gesammelt und es hat mich zu dem Menschen geformt, der ich heute bin. Ich entscheide jetzt völlig anders, bin (was die Auffassung des Lebens angeht) reifer als so manche Herren/Damen. Ich mache mir nichts mehr aus materiellen Dingen.

Ich sehe manche Dinge die mir einmal viel bedeutet haben heute als notwendiges Übel. Das soll natürlich nicht heißen, dass ich nicht mehr motiviert bin. Die Prioritäten haben sich eben sehr verschoben. Auch stoße ich heute heuchlerische Leute, auf die man sich nicht verlassen kann, die Interesse an einem vortäuschen, schneller ab als früher. Bei vielen verursacht das Unverständnis & Wut. Dies ist mir jedoch sehr gleichgültig geworden. Es gibt wichtigeres. Gesundheit, Lara, Reisen, wahre Freunde & Musik sind nennenswerte Beispiele. Das reichste Bett der Welt ist das eines Kranken! Ihr könnt euch vielleicht einen Chauffeur oder einen Mitarbeiter leisten. Niemand aber wird für euch all eure Krankheiten mitertragen können. Das müsst ihr ganz alleine.

Nimm dir Zeit für die wichtigen Menschen in deinem Leben, bevor die Zeit sie dir wegnimmt!

Auch bei mir hat es eine Weile gedauert, bis ich meine Situation so akzeptiert habe wie sie ist. Aber heute fühle ich mich stärker und glücklicher als vor der Erkrankung. Ich sehe mein Leben mit anderen Augen und kann es mehr genießen. Die Erlebnisse die ich schildern werde, haben mich in meinem Wesen verändert, sie lassen mich in vielen Situationen anders entscheiden als ich es noch davor getan hätte. Viele werden es in einigen Situationen schon bemerkt haben.

Auch habe ich in meiner Krankheitszeit bedauerlicherweise sehr wenige Menschen im Gesundheitswesen kennengelernt die ihren Beruf ernst genommen bzw. verstanden haben oder sich ihrer Verantwortung gegenüber Patienten bewusst waren.

Ich hoffe, dass viele Leser meiner Geschichte danach einige meiner heutigen Entscheidungen nachvollziehen können, obwohl es schwer ist, sich in die Lage hineinzuversetzen. Vielleicht kann ich auch zum Nachdenken anregen oder eventuell sogar Wichtigkeiten einiger verschieben.

1. Kapitel – Diagnose

Ich hatte Krebs mit 29 Jahren, Hodenkrebs im Endstadium, medizinisch ein Extragonadaler Keimzelltumor Stadium 3C (Hochrisikosituation, letztes Stadium), große Osteolysen in LWK 2 und 3 (Metastasen in Lendenwirbel 2+3), Leber- und Lungenmetastasierung. Ich habe von Januar bis September 2013 ungefähr 40kg abgenommen, von

110kg auf 68kg! Heute würde ich sagen, dass ich in dieser Zeit innerlich verfault bin. Wie bei einem Apfel der einen Wurm hat.

Alles begann mit Rückenschmerzen Anfang Januar 2013. Ich ging nicht direkt zum Arzt, nahm lieber Schmerztabletten. Anfänglich waren die Schmerzen so schwach, dass ich dachte mich verlegen zu haben. Die Intensität der Schmerzen nahm allerdings sehr schnell zu, teilweise ausstrahlende Schmerzen ins linke Bein und in den Thorax Bereich. Manchmal war es sogar so drastisch schlimm, dass ich mir mit einem Körnerwärmekissen Verbrennungen zweiten Grades zugezogen habe um die Schmerzen zu ertragen. Ich habe nächtelang nicht mehr schlafen können und mich nur noch herumgewälzt. Tagsüber bin ich täglich ca. 400-600km beruflich Auto gefahren – mit Schmerzen und Schlafmangel keine gute Konstellation für die Autobahn. Daraufhin suchte ich einen Arzt auf. Da ich recht jung war, lag der Verdacht zunächst nicht nahe, dass ich schwer krank sei und so wurde ich leider erst nicht ernst genommen. Mit der Diagnose Krebs hatte niemand gerechnet und bis heute empfinde ich es als unwirklich, dass ich diese Krankheit hatte bzw. habe. Dennoch bekam ich von meiner Ärztin ein MRT verordnet. Dabei wurde ein mehrfacher Bandscheibenvorfall diagnostiziert und mir wurde Krankengymnastik verordnet.

Februar – April 2013:

Im März unterschrieb ich mit Lara (meiner Freundin) einen Mietvertrag für unsere erste gemeinsame Wohnung. Keiner dachte an eine ernstzunehmende Krankheit.

Die Schmerzen im Rücken wurden mit der Zeit immer heftiger. Teilweise konnte ich keine 2 Minuten stehen, so unerträglich waren die Schmerzen mittlerweile. Ich nahm Tilidin (verschreibungspflichtig laut Betäubungsmittelgesetz) als schmerzlinderndes Mittel ein, es half nur bedingt.

Ein Arzt stellte nach einer Ultraschalluntersuchung eine vergrößerte Gallenblase fest.

Im Nachhinein weiß ich, dass er den 15x7cm (!!!) großen Tumor einfach mal „übersehen" hat. Von den Leber- und Lungenmetastasen mal ganz abgesehen.

Die extrem hohen Leberwerte werden mit falscher Ernährung und übermäßigem Alkoholkonsum erklärt. Auch die Zweitmeinung eines anderen Arztes kam zu der Vermutung. Daraufhin habe ich noch einige Termine bei einem Chiropraktiker wahrgenommen, die ich übrigens aus eigener Tasche bezahlen musste. Dieser hat versucht mit Gewalt meine angeblich „herausgesprungenen" Wirbel wieder einzurenken. Später wusste ich, dass der Mann mir meine Wirbelsäule damit hätte brechen können.

Nach persönlichen Bitten bei meinem Arzt zur Selbsteinweisung in die Klinik, die als Aufklärung der Ursachen dienen sollte, wurde ich am 13. Mai 2013 zur Diagnosestellung in eine Spezialklinik für Orthopädie eingewiesen. Mit meinem Rückenleiden dachte ich dort gut aufgehoben zu sein.

Bei einer Ultraschalluntersuchung meiner inneren Organe atmete der Oberarzt tief ein und konsultierte zwei weitere Oberärzte und einen Professor. Es teilte mir jedoch niemand mit, weshalb die Stimmung der Ärzte nicht so gut war. Das war ein ziemlich beschissenes Gefühl, was ich nicht näher beschreiben kann. Zu diesem Zeitpunkt stellte sich mein Körper schon auf Kampf ein, ich befürchtete aufgrund der Reaktionen etwas Schlimmes und hatte unbeschreibliche Angst in einer Art Schwerelosigkeit. Zum Denken war keine Zeit.

Zudem kam noch das mein Zimmerkollege, 20 Jahre mit Darmverschluss, anfänglich eine zusätzliche Angst in mir auslöste. Er konnte seinen Stuhlgang nicht kontrollieren, da er gerade einen künstlichen Darmausgang bekommen hatte. Ich kann nicht sagen wem die Situation unangenehmer war. Zumal es mein erster Krankenhausaufenthalt in meinem Leben war und ich zudem mit Leid bisher sehr wenig Erfahrung hatte.

Am Abend kam der Oberarzt ins Zimmer und teilte mir mit, dass sie eine große Raumforderung und mehrere schwarze Punkte in meiner Leber und an meiner Lunge gesehen haben. Er erklärte mir, dass er einen Tumor mit Metastasen vermutet. Wir werden das morgen in einer Computertomographie nochmals überprüfen. Ab diesem Zeitpunkt bin ich in eine Art Schockstarre verfallen, ich weiß nicht mehr was er noch sagte. Zwischen der Hilflosigkeit in der ich mich ab diesem Zeitpunkt befand, machte sich auch ein wenig Erleichterung breit. Endlich werden die Schmerzen aufhören und man kann mein „Problem" behandeln.

Ich war relativ schnell wieder gefasst und begann meine wohl unermüdliche Willensstärke abzurufen. Ich habe dabei sofort an Lara gedacht: Wie wird es ihr dabei ergehen? Verkraftet sie diese Nachricht? Wird sie bei mir bleiben? Wie sage ich es ihr? Große Zeit zum Nachdenken hatte ich nicht. Nur eine Stunde später kam sie mich besuchen. Wir gingen in den Seiteneingang und rauchten eine Zigarette. Ich nahm ihre Hände und forderte sie auf sich zu setzen. Ich sagte: „Wahrscheinlich habe ich einen Tumor in meinem Bauch." Ich sah wie sich Angst in ihr breit machte und ihr eine Träne übers Gesicht lief. Sie war stumm. Leider kann ich mich nicht mehr an die vielen Dinge erinnern die mir in diesem Moment der absoluten Stille & Traurigkeit durch den Kopf gingen aber eins weiß ich. Ich dachte: „Ich will leben und mit dieser Frau alt werden!" Ich sagte: „Wir schaffen das gemeinsam!" „Gehst du mit mir diesen Weg?" Sie antwortete: „Ja natürlich, ich liebe dich doch!"

Die Nacht verlief ruhig, ich habe dank verdammt guter Schmerzmittel echt super geschlafen. Wahrscheinlich weil ich wusste, dass Lara hinter mir steht. Sie gab mir selbst in dieser Phase schon enorm Kraft. Am nächsten Tag fand die Computer-Tomografie statt. Die Ergebnisse bestätigten den Verdacht: Ich hatte wirklich einen riesen Tumor 15x7cm groß in meinem Bauch und meine Leber sowie Lunge waren voll mit Metastasen. Der Arzt erklärte mir, dass ich morgen in ein anderes Krankenhaus auf eine Onkologie Station verlegt werde. Ich wusste nicht einmal, was eine Onkologie ist. Ehrlich gesagt hatte ich noch nie davon gehört. Später gegen Abend bekam ich Besuch von meiner Mutter und ihrem Lebensgefährten. Ich teilte es ihnen ganz ungefiltert mit. Ich wusste dabei, dass es meine Mutter besonders hart treffen würde aber ich musste meine Kraft in dieser Situation für mich behalten. Während der Behandlung musste ich auch leider mehrfach den Kontakt zu ihr abbrechen, da sie mit der Situation nicht umgehen konnte. Meine Mutter leidet schon so lange ich denken kann an Depressionen und ich wusste, dass diese Nachricht sowas auslösen kann.

In der darauffolgenden Nacht bin ich nervlich zusammengebrochen. Nachdem Lara nach Hause gefahren war, fühlte ich mich alleine. Ich habe viel geweint und hatte ziemlich große Angst was da auf mich zukommen würde. In dieser Nacht saß ich etliche Stunden alleine auf einem Stein vor dem Krankenhaus, trank meine Flasche Wasser und rauchte fast eine Packung Zigaretten. Allein der Gedanke an diesen Abend versetzt mich heute noch in absolute Traurigkeit. Diese Gedanken in so einer Nacht lassen sich einfach nicht beschreiben. Ich wünsche es niemandem. Wenn ihr gesund seid, freut euch eures Lebens. Feiert, sauft, seid fröhlich. Ich kann es auch wieder!

2.
Kapitel – Onkologie

Am 15. Mai 2013 wurde ich mit dem Taxi in ein anderes Krankenhaus auf die Onkologie

Station gefahren. Sie führten dort das übliche Procedere durch: Blutentnahme (gefühlte 3 Liter), Vitalfunktionen, körperlichen Zustand überprüfen, etc.

Ich saß dort in einem Zimmer, auf einem Stuhl und mein Bettnachbar stellte sich vor. Walter, an die 70-80 Jahre, Professor der Geschichte, Schriftsteller. Diagnose: Gehirntumor. Er saß dort mit Peter, einem anderen Patienten aus einem anderen Zimmer, er hatte Pankreaskrebs (Bauchspeicheldrüsenkrebs). Sie gingen zusammen das Alphabet durch und machten Aufgaben wie ich sie aus der ersten Klasse kannte. Sie fragten mich ziemlich taktlos, warum ich denn hier sei. Das war eine ziemlich unbekannte, auf mich verwirrende Situation.

Am Abend kam eine Ärztin ins Zimmer und erklärte mir die weitere Vorgehensweise und faselte etwas davon, dass meine Tumormarker extrem hoch seien und man deswegen davon ausgehen müsste, dass ich eine ziemlich schwerwiegende Erkrankung habe. Ich hatte keine Ahnung was das ist. (Tumormarker sind Blutwerte, die zeigen wieviel Tumormasse sich im Körper befindet, diese Werte sind aber nicht zu 100% zuverlässig).

Sie schilderte kurz das Verfahren einer Chemotherapie, legte mir ein paar Zettel hin, die ich unterschreiben müsse und war innerhalb von 10 Minuten wieder verschwunden. Jetzt war ich richtig schockiert. Ich hatte tausende Fragen und sie lies mich damit einfach alleine. Ich hatte nichts von ihrem Gerede verstanden. Außer, dass ich schwerkrank bin. Als sie weg war, fing ich an die Zettel zu studieren. Auf dem einen ging es um eine Leberpunktion, ah eine Gewebeprobenentnahme aus der Leber fand ich heraus. Auf dem anderen stand etwas von „DJ-Schiene". Das ist eine Harnleiterschiene die einem durch den Penis in den Harnleiter bis zur Niere gelegt wird. Der nächste handelte von einem sogenannten „Cava-Katheter". Dort war beschrieben, wie man einen Zentralen-Venen-Katheter (kurz: ZVK) vom Arm oder vom Hals in die Vene bis zum Herzen legt. Auf einem weiteren stand: „Einlage eines Nierenkatheters". Auf dem letzten wurde

erklärt wie eine „Zytostatische Chemotherapie" abläuft. Da wurde geschildert, wie die
Behandlung bösartiger Erkrankungen mit
Medikamenten abläuft. Ich war etwas er-
leichtert. Ich dachte: „Naja, ein paar Tabletten schlucken können nicht so schlimm
sein". Ich habe bis zu diesem Tag angenom-
men, dass eine Chemotherapie ausschließlich
durch Strahlen passiert. Ich habe nicht im
Ansatz geahnt, was da auf mich zukommt.

*„Krebs zu behandeln ist, als verprügelte man
einen Hund mit einem Stock, um seine Flöhe
zu vertreiben." – Guido Westerwelle (Buch
„Zwischen zwei Leben.")*

Letztendlich waren das alles Einverständnis-
erklärungen bzw. Verhaltenshinweise mit
erheblichen möglichen Komplikationen und
Nebenwirkungen. Ich hatte keine andere
Möglichkeit als meinen Computer zu fragen
was das alles bedeutet. Ich suchte Begriffe
wie: „Cisplatin", „Etoposid", „Bleomycin",
„Chemotherapie", „Cava-Katheter", „Leberpunktion" oder verschiedene Vorgehenswei-
sen bei Tumoren. Ich war komplett verunsi-

chert und sauer zugleich auf die Ärztin, weil sie mich einfach wie ein Auto behandelt hat, dass es gilt zu reparieren.

Am Morgen des 16. Mai 2013 ging es ohne Nahrungs- und Flüssigkeitsaufnahme zur Leberpunktion. Ich wurde samt Bett abgeholt und von einem jungen Mann in den Keller des Hauses geschoben. Da fühlt man sich wie in der Pathologie. Eine nette Schwester erklärte mir alles, schmierte mich mit einem desinfizierenden Gel ein und deckte meinen Körper wie bei einer Operation steril ab. Sie nahm mir meine Angst davor indem sie versicherte, dass es keine Schmerzen verursachen würde. Irgendwann kam der Oberarzt dazu und kleidete sich ebenfalls absolut steril. Er war ca. mitte 30 und ziemlich nett. Er bereitete sich vor und zeigte mir eine ca. 30cm lange Nadel, die einen Durchmesser von ca. einem halben Zentimeter hatte, mit der er mir gleich ein paar Stücke aus der Leber holen würde. Am Ende dieser Nadel war eine Art Greifarm dran, wie bei einem „Müllgreifer". Mit dieser Nadel wolle er mir unter Kontrolle vom Ultraschallgerät 4x in die Leber stechen um Gewebeproben zur Bestimmung der Tumorart zu entnehmen. Es waren Schmerzen wie ich sie vorher noch nie erlebt hatte. Ich dachte vorher, sie würden mir in irgendeiner Weise eine Betäubung geben. Fehlanzeige. Seit diesem Tag lasse ich mir keine Betäubung mehr beim Zahnarzt geben weil diese Schmerzen harmlos dagegen sind. Ich lag dort mit einem Tuch vor dem Kopf, sodass ich nicht sehen konnte was passiert und hielt die Hand der Schwester fest. Sie schrie auch einmal auf, weil ich ihre Hand fast zerdrückte. Wer jetzt sagt, dass man Schmerzen vergisst der lügt. Immer nachdem der Arzt die dicke Nadel in meinen Bauch in die Leber gerammt hatte und dann den Greifarm ausfuhr um ein Stück Leber herauszureißen, hielt er mir das Stück danach vor die Nase und sagte: „Gucken sie mal!". Ich kannte diese Szenarien bisher nur aus Horrorfilmen. Ich hatte Tränen in den Augen vor Schmerzen, konnte nicht sprechen. Ich dachte mir nur: Wo ist das Messer, ich wäre jetzt bereit dich aufzuschlitzen du verdammter Perverser. Das war eine absolute Grenzerfahrung und ich wünsche es niemandem. Bis heute gucke ich mir jeden Tag die Narbe davon an und freue mich, dass ich noch auf dieser Welt bin. Als ich fertig war, bekam ich einen 3kg schweren Sandsack auf die Wunde. Er sollte die Blutung stoppen. Ich wurde danach wieder mit dem Bett ins Zimmer gefahren und war völlig erledigt. Vor allen Dingen hatte ich Durst und Hunger. Der Arzt sagte während der Punktion, dass ich in 2 Stunden erst etwas trinken darf. Der Durst war nicht auszuhalten. Nachdem ich brav die 2 Stunden wartete, klingelte ich die Schwester herbei und bat sie um ein Glas Wasser. Sie sagte, dass sie mir gleich eins bringen würde. Stattdessen kam nach einer weiteren Stunde der Arzt und erzählte mir, dass ich nun in ein anderes nahegelegenes Krankenhaus verlegt werden würde und mir dort die Harnleiterschiene gelegt werden soll. Ganz am Rand erwähnte er, dass es sich tatsächlich wie vermutet um einen bösartigen Keimzelltumor handelt und man jetzt schnell agieren müsse. Der Pathologe hatte in der

Zwischenzeit nämlich schon alles ausgewertet. Er fragte, ob ich alles unterschrieben hätte und alles verstanden habe. Ich sagte, dass ich verdammt Durst habe und gerne etwas trinken würde. Er erwiderte, dass dies nicht geht da der Eingriff unter Vollnarkose stattfinden soll und ich erst danach etwas trinken darf. Ich akzeptierte es und teilte ihm mit, dass ich diese Aufklärungszettel nicht wirklich verstanden habe. Er sagte noch einmal eindringlicher: „Unterschreiben sie, man wird Ihnen dort alles erklären". Ich unterschrieb, was auch immer. Ein Mensch der schon einmal richtig Durst hatte, wird mich verstehen. Vielleicht war es auch einfach diese Panik vor dem großen unbekannten. Ich wurde am Nachmittag desselben Tages mit dem Rettungswagen in das benachbarte Krankenhaus gebracht und dort in der Urologie-Notaufnahme auf einer Liege festgeschnallt abgestellt. Aufstehen durfte ich nicht wegen des Eingriffs am Morgen. Ohne Hilfe wäre ich ohnehin dort nicht heruntergekommen, weil sie mich fixiert hatten. Ich bettelte einen Pfleger, der zufällig vorbeilief an, er solle mir doch etwas zu trinken bringen. Er brachte mir einen Tropf Kochsalzlösung und steckte das Ding an meinen Venenzugang. Ich hatte das Gefühl, als fand er es irgendwie witzig. Auch konnte er mir nicht erzählen, was ich da unterschrieben hatte, weil der Arzt für die Aufklärung zuständig sei. Ich habe das eingesehen und spielte weiterhin den braven Patienten. Also lag ich dort mit 4 Löchern im Bauch und dem Bewusstsein, dass mir mehrere Menschen gleich mit einem Schlauch in meinem Schwanz rumwühlen werden. Das einzige was mich tröstete war, dass ich es nicht mitbekommen würde. Zu allem Ärger fiel mir ein, dass ich Lara über die Geschehnisse nicht informiert hatte, weil alles so schnell ging und ich auch mein Handy nicht dabei hatte. Nach 3 unendlich langen Stunden wurde ich als „Notfall" in den kleinen OP-Saal geschoben. Es sah aus wie beim Frauenarzt. Ich durfte aufstehen und musste mich nackt auf so einen Frauenarztstuhl setzen. Dann wurde ich sediert und weiß von nichts mehr. Mein erster Gedanke nach dem Erwachen im Aufwachraum war, dass ich Lara informieren musste. Schließlich war ich seit 4-5 Stunden nicht erreichbar und sie wollte mich besuchen kommen. Ich sah ein paar Meter vor mir ein Telefon. Ich stieg also noch „halb besoffen", übrigens nackt, aus dem Bett und lag direkt wieder. Ich glaube damit habe ich den voll besetzten Raum bei Laune gehalten. Die Schwester brachte mir daraufhin das Telefon und wählte Laras Nummer (hatte ich als Notfallkontakt angegeben). Nach einer weiteren Stunde haben sie mich dann wieder mit dem Rettungswagen in das andere Krankenhaus auf die Onkologie gebracht, wo Lara schon auf mich wartete. Ich durfte auch endlich ein Glas Wasser trinken aber leider nichts essen. Nachdem Lara gegangen war kam ich mit meinem Bettnachbarn Walter ins Gespräch. Er klagte über sein Leid und sagte, dass es für ihn das schlimmste sei, dass er sich nichts mehr merken kann. Teilweise nicht einmal mehr Buchstaben. Ich fragte ihn, welche Erkrankung bei ihm genau vorliegt. Er wusste es nicht. Außerdem erzählte er mir, dass Peter, der Mann mit dem er einen Tag zuvor

Buchstaben gelernt hatte, verstorben sei. Ich fand das sehr traurig und schockierend zugleich, weil der Peter gestern noch total lebendig aussah. Mitten im Gespräch fiel mir auf einmal auf, dass meine Rückenschmerzen weg waren. Dieses Gefühl hatte ich seit fast einem halben Jahr nicht mehr. Die Schwester erzählte mir, dass meine Niere jetzt ablaufen könne und ich deswegen vorher die Schmerzen hatte. Ah schön, das auch mal zu erfahren. Der Tumor hatte wohl auf den Harnleiter gedrückt und die Niere konnte das ganze Zeug nicht ablassen, es war eine Nierenkolik. Ich habe die erste Nacht seit Monaten ohne Schmerzen verbracht, das tat verdammt gut. Endlich konnte ich mal wieder 7 Stunden durchpennen und alles ohne Schmerzmittel. Ich habe zwar Blut gepinkelt aber die Schwester meinte, dass das normal sei, da die Schiene auch verrutschen kann. Am nächsten Morgen durfte ich kurz frühstücken, jedoch bekam ich nicht viel runter. Plötzlich stand ein Mann in der Tür, der mich samt Bett zum zentralen Venen-Katheter (ZVK) legen abholen wollte. Ich hatte es schon wieder vergessen bzw. verdrängt. Es blieb keine Zeit das Erlebte zu verdauen. Auf der Intensivstation erklärte der Pfleger mir in Ruhe den Vorgang, mögliche Komplikationen und beantwortete mir auch ein paar meiner Fragen. Ein zentraler Venen-Katheter (abgekürzt ZVK) ist ein, durch eine größere Vene vorgeschobener Kunststoffschlauch, dessen Spitze vor dem rechten Vorhof des Herzens (also zentral) liegt. Meine medikamentöse Chemotherapie soll in Form von 3 oder 4 flüssigen Medikamenten durch diesen ZVK verabreicht werden. Diese kann nicht einfach durch irgendeine Vene im Arm gegeben werden, weil die platzen könnte und die teilweise hochgiftigen Medikamente somit erhebliche Schäden im Arm bzw. am Knochen verursachen könnten. Der Pfleger war sehr nett und ich vertraute ihm. Nachdem er alles mit sterilen Tüchern ausgelegt hatte, schob er zuerst einen ca. 10cm langen Dolch in meinen Arm in eine Vene. Dieser sollte quasi zum Aufhalten der Vene dienen. Er hatte einen Durchmesser von ungefähr 1 Zentimeter. Danach versuchte er einen Kunststoffschlauch durch den Dolch in den Arm zu schieben. Vergebens. Die Vene war zu klein oder er hatte sie mit dem Dolch nicht getroffen. Also wieder raus und wieder in den Arm in die nächste Vene. Dass es scheiße schmerzt ohne Betäubung, brauche ich wohl niemandem zu erzählen. Es klappte, er schob einen ca. 70cm langen Kunststoffschlauch in meinen Körper. Es war ein komisches, beklemmendes Gefühl ohne Schmerz, besonders wenn es in die Kurve am Hals geht. Im Inneren des Kunststoffschlauches befindet sich ein kleines magnetisches Bändchen. Das passende Gegenstück (für mich ein Metalldetektor) lag von außen auf meinem Herzen. Er wusste anhand von einem akustischen Signal, dass der Katheter richtig liegt. Nun wird das magnetische Bändchen aus dem Schlauch gezogen, noch ein wenig festmachen und fertig ist das Ding. Zurück auf der Station bekam ich wenig später Besuch von der Ärztin. Sie nahm sich diesmal etwas mehr Zeit und erklärte mir einiges. Ich hatte einen 15x7cm großen Tumor in meinem Bauch mit Aorta- (Hauptbauchschlagader) Ummauerung, jede Menge Metastasen in der Leber sowie einen Rundherd (Metastasen) an der Lunge. Die Nebendiagnose war ein Verdacht auf ein Nebennierenrindenadenom links und Bandscheibenvorfälle in L4, L5 und L5/S1. Es sollen bei mir 4 Zeitzyklen einer medikamentösen Chemotherapie nach PEB-Schema erfolgen. Das heißt ich werde 5 Tage am Stück täglich 3 Medikamente intravenös über diesen ZVK-Zugang verabreicht bekommen. Das dauert täglich so um die 15 Stunden, weil diese mit reichlich Kochsalzlösung aufgrund des Gifts durchgespült werden müssen. Schließlich sollen diese Medikamente so schnell ausgeschieden werden wie sie injiziert werden. Außerdem soll ich noch reichlich Mittelchen gegen die Nebenwirkungen bekommen. Danach könnte ich für ca. 2 Wochen nach Hause, um mich zu erholen. Ich müsste mir nur nach 9 Tagen ambulant ein zusätzliches Medikament spritzen lassen und nach 2 Wochen die Prozedur wiederholen. Und das 4x in Folge. Klingt einfach fand ich. Sie sprach auch das erste Mal von Überlebensraten bzw. Heilungschancen. Sie sagte bei Früherkennung sind es 85-90%. In meinem speziellen Fall kann man es nicht genau sagen, wie die Heilungschancen sind, weil sich Metastasen gebildet haben. Das ist in den meisten Fällen ein Todesurteil. Ich habe das niemandem erzählt. Dennoch sind die Chancen auf Heilung hoch, weil dieser schnell wachsende Tumor sehr gut auf diese Art der Chemotherapie anspricht und sich gut bekämpfen lässt. Ich werde in der Zeit der Therapie mit erheblichen Einschränkungen meiner Lebensqualität rechnen müssen waren ihre Worte. Sie führte fort, dass mein Immunsystem in dieser Zeit extrem herunter gefahren wird. Mein Körper wird quasi an den Rand des Todes gebracht. Ich sollte deswegen den Kontakt zu Menschenansammlungen, älteren Menschen, Tieren und auch Kindern meiden. Außerdem dürfte ich keinen Kontakt zu einem an Grippe erkrankten Menschen haben, weil dieses für mich tödlich enden könnte. Selbst 2 Wochen nachdem ein Mensch Grippe hatte, war sie für mich noch immer ansteckend und wirklich gefährlich. Für die Menschen in meinem Umfeld war dieses nur schwer zu verstehen. Diese Art der Therapie tötet alle Zellen im Körper die sich teilen, auch die Guten für unser Immunsystem beispielsweise. Direkten Sonnenkontakt sollte ich auch vermeiden. Die Ärzte warnten mich außerdem vor Kontakt zu Senioren sowie zu Kleinkindern. Auf Händeschütteln sollte ich in dieser Zeit auch gänzlich verzichten, da die Infektionsgefahr durch Viren und Bakterien zu groß wäre.

Ich hatte keine Angst davor, bei Kopfschmerzmitteln stehen auch immer tausend Nebenwirkungen drauf und nichts davon tritt auf. Sie war ziemlich erstaunt über meine Auffassungsgabe, meinen Mut und die Klarheit die ich hatte. Freunde, Familie, Verwandte und Arbeitskollegen übrigens ebenfalls. Die Krebstherapie hat viele grauenvolle Schattenseiten am Rande nebenbei, welche Gesunde nicht wahrnehmen. Das wusste ich nur zu diesem Zeitpunkt noch nicht. Nicht aufgeben! Nicht hängen lassen! Nehmt euer

Schicksal an und macht das Beste daraus. Fight!

„Man braucht vor niemandem Angst zu haben. Wenn man jemanden fürchtet, dann kommt es daher, dass man diesem Jemand Macht über sich eingeräumt hat." - Hermann Hesse

3.

Kapitel – Chemotherapie

Montag in eine Klinik mit der Vermutung auf Bandscheibenvorfall und Donnerstag Chemotherapie. Absoluter Wahnsinn!

Nach dem Arztgespräch kam bereits ein paar Stunden später die Schwester und stöpselte die „Tüte" (Chemotherapie) dran. Es wurde ein völlig unspektakulärer Beutel mit einer Flüssigkeit an einen Ständer gehängt und an meinen ZVK angeschlossen. Die ersten Tropfen liefen in meinen Körper und ich fühlte mich gut. Zum besseren Verständnis hier ein Zitat von Guido Westerwelle aus seinem Buch „Zwischen zwei Leben": „Jeden Tag tropfte der Inhalt großer Plastikbeutel in meine Adern. Die Pfleger fassten die Beutel & Schläuche nur mit dicken Gummihandschuhen an, so toxisch und gefährlich ist das Zellgift."

Ich kam ein wenig zur Ruhe, bekam viel Besuch und habe versucht mit Walter das Alphabet neu zu lernen. Es war unmöglich, er konnte nicht einen einzigen Buchstaben mehr zuordnen oder bestimmen. Das machte ihn richtig fertig, er war Schriftsteller und hat sein ganzes Leben geschrieben. Jetzt hat er einen Tumor in seinem Kopf, der nicht operabel ist. Er drückt auf wichtige Zentren im

Kopf, sodass Walter sich im Zeitraffer immer weiter zurück entwickelt. Zum Glück bekam er seine Rückschritte nur teilweise mit. Das sind Erfahrungen die mich sehr bewegt haben und die mich heute immer wieder zurück in die Realität kommen lassen. In dieser Zeit habe ich so einige tolle Menschen wie ihn kennenlernen dürfen. Menschen abseits vom Alltag. Menschen von denen ich lernte was im Leben zählt. Menschen von denen ich lernte wo der Boden ist. Einige Tage später war Walter übrigens nicht mehr im Zimmer und keiner sagte mir wo er ist oder ob er wiederkommt. Aufgrund von Datenschutz konnte und durfte mir niemand eine Auskunft geben. Eine Schwester sagte mir jedoch, dass er ein Einzelzimmer bekommen hat, weil sich sein Zustand verändert hat. Mehr Informationen habe ich nicht erhalten. Ich habe ihn nie wieder gesehen. Dieser Mann hatte keine Angehörigen mehr und viele Freunde hatten sich aufgrund der Krankheit von ihm abgewandt. Er hatte es mir am Anfang erzählt. Auch heute plagen mich die Erinnerungen an diese armen Seelen noch.

Den ersten Zyklus Chemo habe ich, bis auf ein paar Wassereinlagerungen in Armen und Beinen, ziemlich gut verkraftet. Mir war in den ersten Tagen nach dem Krankenhausaufenthalt etwas übel, hatte keinerlei Appetit und war sehr schwammig auf den Beinen. Es ging mir eigentlich gut, ich dachte es wird ein Spaziergang. Ich bin mir sicher, dass ich in dieser Zeit auch ziemlich viel Power eingelagert habe, weil es so gut ohne große Nebenwirkungen lief. Am 27. Mai 2013 habe ich mich bei einer Ärztin im medizinischen Versorgungszentrum (kurz: MVZ) vorgestellt. Dort sollte die Spritze Chemotherapie zwischen den Zyklen ambulant verabreicht werden. Dort bin ich übrigens bis heute in Behandlung zur Nachsorge. Vor der Gabe der Spritze sollte ich immer zum Blut abnehmen, weil die Ärzte prüfen mussten ob mein Immunsystem stark genug dafür ist. Sobald es gespritzt ist, fängt nämlich das Immunsystem an dagegen zu arbeiten. Es war ein ziemlich starkes Gift namens Bleomycin. Am 31. Mai 2013 bekam ich das erste Mal ca. 30ml davon verabreicht. Ich bekam es in die Vene gespritzt und merkte 3 Sekunden später wie sich in meinem Mund ein abartig ekelhafter Geschmack von Metall breit machte. Ich musste stark würgen, weil es absolut abartig war. Zuhause angekommen fühlte ich mich wie ein Haufen Scheiße, super abgeschlagen. Ich bekam 3 Stunden später Fieber und mein Mund fing an extrem zu schmerzen. Beim Schlucken von Speichel hat es an 3 Stellen in der Speiseröhre geschmerzt. Ich pisste Blut, eine absolute Horrorvorstellung. Das Fieber kletterte in der Nacht zeitweise auf über 40°! Das Bett war am nächsten Morgen kaltschweißig nass und somit wurde ich am 1. Juni 2013 wieder notfallmäßig in das Krankenhaus auf die Onkologie aufgenommen. Durch dieses Teufelszeug habe ich einen Herpes im Rachen und in der kompletten Speiseröhre bekommen. Die Blutwerte sagten aus, dass sich mein Immunsystem schon komplett verabschiedet hatte. Ein paar Tage andere Medikamente halfen mir zu Kräften zu kommen und so konnten, nach erneuter ZVK-Legung, die Ärzte die Chemotherapie am 6. Juni 2013 mit dem zweiten Zyklus planmäßig weiterführen. Der Tumor sprach nach dem ersten Zyklus schon sehr gut auf die Therapie an, dass zeigten die Tumormarker im Blut. Ich bekam 5 Tage lang täglich 15 Stunden meine „Dröhnung" und hatte wieder nette Zimmernachbarn. Neben mir lag ein zerstreuter jüngerer Mann um die 35-40 Jahre, wir nannten ihn „Kurt", er verfügte über keinerlei Deutsch Kenntnisse. Er kam wohl aus Dänemark und war meistens bis spät in die Nacht damit beschäftigt Grastüten zu bauen und sie dann vor der Tür zu rauchen. Er hatte irgendeine Form von Leukämie (Blutkrebs). Gegenüber lag ein älterer Herr, er war meistens im Delirium und konnte oder wollte nicht viel sprechen. Mr. Kurt hat mich des Öfteren bis spät in die Nacht wach gehalten mit seiner Musik auf seinen viel zu lauten Kopfhörern oder seinem ewigen Türengeklappe. Er hat auf jeden Fall nur Lärm produziert und mich nicht verstanden wenn ich mal böse Worte benutzt habe. Das ging die ganzen 5 Tage so, nicht das die Chemo alleine schon kaputt macht. Es war das Drumherum, was mich nervlich zu Boden riss. Zu allem Überfluss habe ich auch nachts immer eine lange Hose tragen müssen, weil ich mir bei der sexuellen Ausrichtung die der Herr neben mir hatte ziemlich unsicher war. Es war ein ziemlich merkwürdiger Knabe.

Mittlerweile war ich schon so gut über meine Krankheit und ihre Therapie belesen, dass ich jeden kleinen Fehler der Schwestern bemerkt habe. Ich war ein durchaus ungemütlicher Patient geworden. Im Nachhinein weiß ich, dass es auch gut so war. Die Psychologin sagte es heute auch nochmal: „Seien Sie ein ungemütlicher Patient!" Ich habe jeden auch so kleinen Arztbrief, Unterweisungen, Aufklärungsschreiben etc. als Kopie angefordert, habe Buch geführt und Ordner angelegt. Wenn die Schwester mein Medikament nicht in einem gewissen Zeitraum gewechselt hat, in der sie das muss, habe ich es ihr gesagt und gefordert. Ich habe den Pflegefachkräften Anweisungen gegeben und sehr viel Druck ausgeübt. Im Schwesternzimmer nannten sie mich „Nervi". Ich habe auch Ärzte aus dem Zimmer verwiesen, wenn ich gemerkt habe, dass ich ihnen egal bin bzw. sie inkompetent wirkten und alles nach Schulmedizin abläuft. Ich habe dann den Chefarzt verlangt und auch meistens eine Behandlung bei ihm bekommen. Die meisten, die ich „verjagt" habe, sah ich nie wieder. „Götter in Weiß", von wegen. Manche sind einfach nur arrogante Spinner. Oder Perverse. Das sind natürlich Ausnahmen.

Bei diesem zweiten Zyklus der Chemotherapie bekam ich zusätzlich noch zwischendurch ein Antibiotikum gegen meine Entzündung bzw. meinen Herpes im Hals in den ZVK injiziert. Ich war allerdings nicht mehr so gut drauf wie beim ersten Zyklus. Ich hatte unglaublich mit Müdigkeit zu kämpfen. Ich schlief 18 Stunden am Tag. Den Rest der Zeit versuchte ich meinen Brechreiz unter Kontrolle zu bekommen. Hunger hatte ich gar keinen mehr. Dementsprechend wenig habe ich vom Medikamentenwechsel mitbekommen. Ich habe teilweise nicht einmal mitbekommen das Lara mich zwischendurch besucht hatte. Ich habe aber dennoch bemerkt, dass die Schwester das Antibiotikum bei meinem älteren Bettnachbarn angeschlossen hatte. Er schlief seelenruhig. Ich drückte den Schwesternknopf. Nach einer halben Stunde (!!) kam jemand und sagte, dass es nicht sein könnte was ich da erzähle. Mit gehobener Stimme und einem sehr aggressiven Unterton sagte sie, dass jetzt keine Zeit für so etwas da wäre, weil gerade Übergabe sei und zog die Tür hinter sich zu. Ich klingelte erneut. Diesmal dauerte es nicht so lange. Sie öffnete die Tür und ich schrie sie an. Sie schaute nach, ich hatte Recht. Sie hat sich keinesfalls dafür entschuldigt, nicht mal bei meinem Bettnachbarn. Der Beutel wurde einfach entfernt und sie verschwand wieder. Nach wiederholtem Klingeln bei den Schwestern, kam eine andere und schloss mir einen neuen Beutel Antibiotikum an. Sie war wirklich nett, auch kompetenter und menschlicher als die davor. Von den Missständen die ich zuvor erlebt hatte wollte sie dennoch nichts hören und teilte mir nur mit, dass Schwester Plunschkuh Feierabend hätte. Ich hatte keine Kraft um weitere Schritte einzuleiten.

Am 11. Juni 2013 haben sie mich aus der stationären Behandlung entlassen, ich konnte zuhause endlich mal wieder schlafen und etwas Kraft tanken. Dachte ich. Ich hatte keinerlei Hunger und zu diesem Zeitpunkt schon 10 kg abgenommen. Mein Körper war im Arsch. Ich versuchte, mich irgendwie anders zu ernähren bzw. meinem Körper Nährstoffe zuzufügen und trank viel hochkalorischen dickflüssigen Saft. Eis habe ich auch im Körper behalten und so aß ich es Literweise. Nur einen Tag später fing ich an Blut zu kacken. Ich hatte beim Toilettengang unerträgliche Schmerzen. Ich rief also im MVZ im Krankenhaus an und sollte sofort kommen. Dort angekommen steckte mir die Ärztin 3 Finger in den Hintern, aua. Sie verschrieb mir Zäpfen und sagte ich hätte eine Infektion im Darm. Glückwunsch. Naja ich esse ja nichts, also muss ich auch nicht aufs Klo. Nun hatte ich Schleimhautentzündungen im Mund und im Darm, durfte aber glücklicherweise wieder nach Hause. Zwischendurch musste ich nochmal hin um mir die Spritze Chemo (Bleomycin = Teufelszeug) ambulant abzuholen. Ich hatte tierische Angst vor den Nebenwirkungen die ich vom letzten Mal kannte. Dies war auch wieder der Fall, diesmal anders. Es kamen Halluzinationen hinzu. Nachts dachte ich, dass ich an der Decke schwebe und wirbelte wie wild mit den Armen sodass es auch vorkam, dass ich Lara traf. Ich wollte nachts auf die Toilette und bin mit Anlauf gegen den Schrank gerannt. Keine schöne Sache. Am nächsten Morgen bekam ich wiederholt Fieber, Schüttelfrost, extreme Kreislaufprobleme und war total müde. Die Kreislaufprobleme waren so heftig, dass ich es nicht einmal mehr alleine auf die Toilette schaffte, weil ich auf dem Weg dorthin umgekippt bin. Sehr aufregend fand ich auch, Dinge zu hören die niemand anders hörte. Meine Füße und Hände waren mittlerweile auch so trocken das sie beinahe zu Staub verfallen wären. Gefühl hatte ich auch nur noch so 20%, es fühlte sich an wie eingeschlafen.

So lag ich also im Bett, versuchte mit mir selber klar zu kommen während ein paar meiner Freunde und Lara meine Küche demontierten, weil der Umzug in die neue Wohnung kurz bevor stand. Vielen Dank nochmal dafür. Ganz nebenbei bereitete sich Lara noch auf eine Klausur für ihr Studium vor, organisierte den Umzug und gab mir alle Kraft die sie noch hatte zum Bewältigen dieser verfickten Krankheit! Einige meiner Sachen konnte ich jedoch selbst zusammen packen als es mir nach ein paar Tagen besser ging.

Am 26. Juni 2013 fuhr mich Laras Mutter ins Krankenhaus zum 3. Zyklus zur stationären Aufnahme ins Krankenhaus. Bevor dieser beginnen sollte, wollte man von mir eine Röntgenaufnahme meines Bauchraums machen und die Leber per Ultraschall untersuchen, damit man die eventuelle Wirksamkeit der Chemotherapie im bisherigen Verlauf nachweisen kann. Dies wurde bestätigt, der Tumor ist fast um die Hälfte geschrumpft und die Metastasen in der Leber sind nicht gewachsen. Meine Tumormarker fallen auch stetig von Chemo zu Chemo ab. Diese Nachricht gab mir für ein paar Sekunden positive Energie. Die Ärztin sagte allerdings im zweiten Satz, dass ich nicht in Euphorie ausbrechen sollte, denn meine Wirbelsäule könnte eventuell demnächst nachgeben und brechen. Die Metastasen in Lendenwirbel 2+3 haben weiter gefressen und das Brechen der Wirbelsäule würde starke Schmerzen verursachen. Manche Ärzte sind sowas von liebevoll. Sie hat es wirklich so gesagt – ohne jegliches Mitgefühl. Die Gefühle in einem lassen sich beim besten Willen nicht beschreiben. Meine Wirbelsäule bricht? Meine Hoffnung und Willensstärke war aber noch lange nicht gebrochen! Am Nächsten Tag bekam ich eine sogenannte Knochenszintigraphie. Diese sollte den Zerfall der Lendenwirbel nachweisen und die Diagnose bestätigen. Ich wurde mit dem Taxi abgeholt und in das benachbarte Krankenhaus gebracht, weil dort die Nuklear Medizin ihren Sitz hat. Diese Untersuchung entspricht in etwa einer Röntgenuntersuchung bzw. einer Computertomographie. Unterschied ist nur, dass man vorher eine radioaktive Substanz in den Arm injiziert bekommt. Die Strahlenbelastung soll nach Aussagen der Ärzte ziemlich gering sein. Der Arzt, der mir das spritzte kam in einem Mondanzug, mit einem Koffer in der Hand auf dem ein großer „Vorsicht Radioaktiv" Aufkleber drauf war. Da holte er eine Spritze aus Edelstahl heraus und spritzte mir diese neon-gelbe Flüssigkeit. Wenn die Strahlenbelastung wirklich so gering war, warum dann diese Vorsichtsmaßnahmen? Die Untersuchung selber war für mich unspektakulär. Der Verdacht bestätigte sich mal wieder. Meine Wirbelsäule stand kurz davor zu brechen. Ein wenig rumhüpfen würde reichen dann wäre sie durch. Geiles Gefühl, aber ich hatte damit gerechnet und tat es ab. Was will man machen? Pflaster hilft wohl nicht…Kampf!

Zurück im Zimmer der Onkologie hatte ich einen neuen Bettnachbarn bekommen. Ein türkischstämmiger Mann. Er hatte gerade Besuch von seiner Familie. Mir fiel auf, dass sie ziemlich laut redeten. Natürlich in ihrer Heimatsprache. Ich wollte pennen, weil es mir ausnahmsweise körperlich mal gut ging und ich schon lange keine 4 Stunden mehr durchgepennt hatte. Außerdem ist es nicht sehr angenehm wenn man 15 Stunden am Tag Chemo am Arm hängen hat. Dies sollte erst morgen starten. Es gab auf dieser Station leider keinen Aufenthaltsraum und dieses Gesabbel ging noch etwa bis 21 Uhr. Bis 19 Uhr war Besuchszeit. Aber egal, die Schwester hatte mich sowieso zwischendurch kurz auf die Intensivstation geschickt wegen des Legens des ZVK. Diesmal ging er in keine meiner Venen im Arm hinein. Er hat 8 oder 9 Mal mit diesem Dolch in jeden Arm gestochen, ohne Erfolg. Ich hatte überall Pflaster, die Arme und der Tisch waren blutig wie in einem Horrorfilm. Erschreckend wie egal mir das war, welcher Alltag schon eingekehrt war. Er hat den ZVK schließlich in meinen

Hals nahe der Hauptschlagader gerammt, dies funktionierte dann auch. Kaum wieder auf der Station angekommen sagte die Schwester, dass sie mich schon vermisst hätte. Sie wolle erstmal 2 Liter Kochsalzlösung durch den ZVK am Hals jagen, um direkt danach mit der Chemo zu beginnen. Ich fragte, ob es nicht auch morgen früh reichen würde, weil sonst mitten in der Nacht der Beutel mehrfach gewechselt werden müsste. Vom Harndrang mal ganz abgesehen. Ich habe nämlich auch immer ein harntreibendes Mittel bekommen, um die Chemo möglichst schnell wieder auszuscheiden. Es sorgt dafür, dass man 30-40 Mal während der 15-Stündigen Medikamentengabe aufs Klo muss. Dieses war leider nicht möglich und somit wusste ich, dass die Nacht kacke wird. Wie kacke, zeigte sich als mein Nachbar pinkeln war und nicht einmal den Anstand hatte die Türklinke zu benutzen. Es gab diverse Streitigkeiten in dieser Nacht mit ihm und so war es wieder eine dieser Nächte ohne Schlaf. So eine Nacht im Krankenhaus ist nämlich spätestens um 6.30 Uhr vorbei, wenn der Frühdienst die Patienten weckt, du auf die Waage musst und alle Vitalfunktionen überprüft werden. Ich hatte einmal gehört, dass man sich im Krankenhaus erholen soll. Alles in allem war ich wieder sehr heftig abgeschlagen und hatte die üblichen Nebenwirkungen. Während dieser Phase Chemo war ich ziemlich anstrengend als Patient und Freund. Ich hatte Zeit zum Nachdenken und konnte meine Ängste kaum bändigen. Also fragte ich nach einem Psychologiemitarbeiter. Es wurde mir gesagt, dass dieser bereits informiert ist und in den nächsten Tagen auf mein Zimmer kommt. Ich habe in diesem Krankenhaus nie einen Psychologen gesehen. Stattdessen habe ich mich im Thema Krebs weiter belesen, jede Information aufgenommen und bin jeder Studie nachgegangen die ich finden konnte. Ich las Foreneinträge, Ratgeber, Privat-Homepages von Betroffenen und holte mir Informationen aus diversen Zeitungen oder Büchern. Ich habe mich nicht nur mit meiner Krebsart beschäftigt sondern mit allen urologischen Erkrankungen. Ich wusste irgendwann wie welches Medikament wirkt, gegen welche Symptome es ist und welche Wechselwirkungen es mit anderen hat. Ich begriff Zusammenhänge und fing an, mich mit dem Thema Ernährung, Bewegung und unserem Gesundheitssystem auseinanderzusetzen. Ich wurde am 2. Juli 2013 in die Erholungsphase nach Hause entlassen. Ich litt dort unter den bekannten Nebenwirkungen. Zudem unter dem „Hand-Fuß Syndrom". Dabei sind Hände und Füße mit Schwellungen übersehen, sind überempfindlich und schmerzen beim Berühren mit einem Gegenstand oder z.B. dem Boden. Ziemlich unangenehm. Währenddessen führte mein besonders hervorragender Freundeskreis unseren Umzug nach meinen Anweisungen aus. Danke nochmal an alle damals anwesenden Helfer.

Zwischendurch war ich natürlich wieder zur Teufelszeugausgabe und am 17. Juli 2013 wurde ich zum vorerst letzten Zyklus Chemo ins Krankenhaus aufgenommen. Ich war, wenn man es in diesem Zustand so nennen kann, hochmotiviert. Ich bekam wieder einen

ZVK in meinen Hals gesteckt und schon ging es los. Mein Zimmernachbar war diesmal ein riesen Baby. Als ich ihn das erste Mal sah, saß seine Mutter auf dem Rand seines Bettes und schmierte ihm anscheinend Brote. Ich hatte das Gefühl dieser Mensch wohnt noch bei seiner Mutter und hatte noch nie eine Freundin. Jeder kennt so Typen. Er schmatzte, sabberte, machte mit jedem Gegenstand den er in den Fingern hatte Lärm und konnte sich absolut nicht benehmen. Dementsprechend sind die Nächte abgelaufen. Er schaute bis tief in die Nacht fernsehen, hörte den Ton dabei über die Kopfhörer. Jedoch tat er es so lautstark, dass ich dachte der Ton am Fernseher sei auf Zimmerlautstärke an. Zudem hatte er meistens eine Tüte Chips vor sich, mit der er sein komplettes Bett voll krümelte. Die Tüte raschelte und er schmatzte, es hat mich wahnsinnig gemacht. Als er gegen 3 Uhr den Fernseher ausschaltete, dachte ich jetzt Ruhe zu bekommen, wenigstens noch 3 Stunden bis der Frühdienst kommt. Ich habe falsch gedacht, er schlief innerhalb weniger Minuten ein, fing sofort an laut zu schnarchen und es lief Rotze aus seiner Nase. Es lagen überall in seinem Bett Chips verteilt. Dieser Typ war echt mächtig abartig. Wie kann man nur so sein. Beschwerden haben übrigens wenig bis gar nichts gebracht. Wer mich kennt weiß, dass ich sofort versuche dagegen zu steuern. Meistens habe ich versucht mich selbst aufzuheitern und habe Fotos von ihm gemacht.

Allmählich plagte mich der Gedanke an das weitere Vorgehen. Die Ärzte hielten mich hin. Faselten nur Sachen wie: „Sie machen das gut.", „Alles verläuft großartig." oder „Die Blutwerte werden immer besser." Wie es weiter geht, wollte mir keiner verraten. Heute weiß ich, dass völlige Ratlosigkeit der Grund dafür war. Sie konnten es mir nicht sagen, weil sie überfordert waren. Normalerweise wird bei Hodenkrebs der entsprechende Hoden entfernt und eventuell noch eine Chemotherapie drauf gegeben. Im schlimmsten Fall wird eine radikale Lymphadenektomie (Entfernung der Lymphknoten aus dem hinteren Bauchraum) durchgeführt. Aber ich bin ein ganz besonderer Sonderfall. Bei mir wurde diese Operation zwar im späteren Verlauf auch durchgeführt aber leider in weitaus größerem Ausmaß. Dazu später mehr.

Ich wurde am 23. Juli 2013 in einem ziemlich miserablen Zustand aus der Klinik entlassen und musste mir am 26. Juli und 1. August nochmal jeweils eine Dröhnung Bleomycin spritzen lassen. Danach sollte mein Fall in einer Tumorkonferenz vorgestellt werden. An dieser Konferenz nehmen alle Ärzte die mich behandeln sowie bei Sonderfällen wie mir, Experten aus ganz Europa teil. Die werden dann per Videochat oder Telefonkonferenz dazu geschaltet und vergleichen ihre Erfahrungen. Ein dichtes Netzwerk voller Profis also.

4.

Kapitel - Nachsorge?
Fehlanzeige!

Nach den letzten beiden Chemotherapie
Spritzen (Bleomycin) hatte ich Termine bei
ziemlich vielen Ärzten und musste mich einigen unangenehmen Untersuchungen aus-
setzen. Zum Teil ambulant und in der Klinik.
Es mussten sämtliche Organe auf ihre Funktion überprüft werden, weil die Chemotherapie eine sehr giftige Substanz ist und viel
zerstören kann. Ich musste zum Kardiologen,
zum Ohrenarzt, zum Orthopäden, zum Lun-
genfacharzt, ins PET-CT (wie normales CT,
jedoch bekommt man eine radioaktive Substanz injiziert), ins Kopf MRT (damit wollte
man Metastasen im Gehirn ausschließen)
sowie ein MRT von der Leber wurde durchgeführt. Unter anderem hatte ich auch eine
Untersuchung in einer urologischen Ambulanz in einem Klinikum. Ich hatte mich mittlerweile auch über Ärzte, Oberärzte und Pro-
fessoren informiert und wusste daher, dass

dort ein Professor mit sehr viel Erfahrung auf dem Gebiet der Hodentumorchirurgie diagnostiziert. Ich setzte mich also nicht wie alle anderen in das Wartezimmer, sondern hielt mich vor dem Büro des Professors auf und wartete. Ich bin mir nämlich sicher, dass wir in Deutschland schon zu einer Zweiklassengesellschaft gewachsen sind. Es ist wie im Tierreich, man muss ums Überleben kämpfen und ich war ein Löwe. Brav eine Nummer ziehen und in einer Reihe sitzen ist sowieso nichts für mich. Besonders in dieser Situation nicht. Dreistigkeit siegt. Ich wollte eine Aufklärung vom Chefarzt dieser Klinik. Lange darauf warten, musste ich jedenfalls nicht. Als er kam, stellte ich mich kurz vor und bat ihn nett um ein kurzes Gespräch. Er erwiderte, dass er in 10 Minuten für mich da wäre. Er hat Wort gehalten und sich wirklich lange für mich Zeit genommen. Zu mir brauchte ich ihm nichts weiter erklären, er war in meinen Fall involviert, da er diese Tumorkonferenzen leitete. Er erklärte mir nochmal im Detail meine Krankheit und die mögliche Weiterbehandlung. Ich wurde sogar untersucht. Er führte einen Ultraschall durch und erklärte mir alle Organe auf dem Bildschirm. Er bat mir an, ihn zu duzen. Ein toller Mensch. Er hat mir das Leben gerettet aber dazu später mehr. Ich habe übrigens dadurch meinen eigentlichen Untersuchungstermin versäumt. Das war mir egal, ich ging dort mit einem Lächeln raus.

Einige Tage später rief mich der Oberarzt zu Hause an und erklärte mir die weiteren Schritte. Sie wollten erst einmal eine Computer Tomographie (CT) durchführen um die nächste Therapie nochmals in der Tumorkonferenz zu besprechen. Ein sogenanntes „Restaging". Dies fand am 8. August 2013 statt. Ein paar Tage nach dem CT rief mich der Oberarzt erneut an und sabbelte irgendetwas von möglichen Verfahren wie Strahlentherapie, einer Stammzellentherapie, einer erneuten Chemotherapie, von diversen Operationen und das wir immer noch auf der Seite der vollständigen Heilung sind. Ich war total durcheinander. Er erklärte, dass einige Verfahren bzw. Maßnahmen zu den lebenserhaltenden und andere zu den heilenden zählen. Das erste ist quasi zur „Verzögerung des Todes". Ich dachte er will mich komplett verarschen und legte auf. Ich war davon total geschockt. Ich wollte grade die Nummer vom Professor wählen (ich nenne ihn jetzt mal nachfolgend „Dieter"), da rief der Oberarzt erneut an. Er entschuldigte sich für seine plumpe Art und schlug vor, erstmal einen Termin für die neue Harnleiterschiene zu vereinbaren, da diese ausgewechselt werden muss. Er würde nochmal mit Experten die nächsten Schritte besprechen. Ich wurde ungemütlich und fragte ihn fordernd, ob er die Telefonnummer vom Professor Dieter habe, den solle er doch bitte kontaktieren. Er verabschiedete sich freundlich und legte auf.

Am 22. August 2013 fuhr mich meine Freundin zu dem kleinen Eingriff zur neuen Legung der DJ-Schiene (Harnleiterschiene) in eine nicht weit entfernte Klinik. Das Procedere ist bekannt. Diesmal mit dem Unterschied das Dieter (der Professor) mich aus dem Zimmer zur Operation persönlich abhol-

te. Normalerweise macht das ein Zivildienst-
leistender. Ich hatte also einen wichtigen
Mann als „Freund" gewonnen. Er sagte, ich
sei ein ganz spezieller Fall mit sehr viel Lebensmut & Charakter. Dies sei heutzutage
eher selten der Fall. Den Eingriff machte er
persönlich. Das machen normalerweise un-
tergeordnete Ärzte, weil dieser Eingriff kein
großer ist. Vollnarkose – fertig. Nach einer
Stunde war die Sache erledigt und ich durfte
nach Hause und wurde wieder abgeholt. Irgendwie hatte sich schon eine gewisse Rou-
tine eingestellt. Schlimm.

5.

Kapitel – letzter Aufenthalt auf der Onkologie

Es ging mir gut, ich saß mit Lara und einer Freundin auf unserem neuen Balkon und wir erzählten. Ich habe sogar ein Bier getrunken, es schmeckte komisch nach dieser langen Zeit ohne Alkohol. Natürlich durfte ich das nicht. Nach einer Stunde bekam ich Schüttelfrost und legte mich auf das Sofa. Meine Temperatur lag bei 38,5°, ich hatte Fieber. Es waren mir nicht mal ein paar Stunden Freude gegönnt. Fuck, in der Nacht wurde das Fieber höher. Am nächsten Morgen habe ich meine Sachen gepackt und Lara hat mich in die Notfallaufnahme des Krankenhauses gefahren. Ich hatte keine Ahnung was ich hatte, es war mir auch egal. Sie gaben mir irgendwas und das Fieber verschwand. Ich hatte jetzt keine Angst mehr. Diese große Ungewissheit verursachte in mir Panik – heftige Panik. Ich dachte immer, dass ich die Chemotherapie aushalten muss und dann ist alles gut. Die Ärzte waren sich absolut uneinig und haben mir einen sehr verwirrten Eindruck vermittelt. Der eine klärte mich über eine Stammzellentherapie auf, der andere wollte mir sogar eine neue Leber transplantieren. Dann gab es wieder einen der mir eine Strahlentherapie empfehlen wollte und mir schon einen Termin zum Planungs- CT gab. Dabei wird mit Hilfe eines Computer-Tomographen ein Raster auf die zu bestrahlenden Stellen mit einem Stift gezeichnet. Ich hatte dafür auch ein gesondertes Aufklärungsgespräch und mir wurde schon ein Muster auf den Bauch gezeichnet. Es sah aus wie eine Zielscheibe. Der Professor dieser Station erzählte mir das erste Mal etwas von einer Operation. Er erklärte mir die Vorgehensweise bei einer radikalen Lymphadenektomie, einer Operation bei der das Lymphknotensystem aus dem hinteren Bauchraum radikal entfernt wird. Radikal deswegen, weil alles was da noch so im Weg ist, radikal rausgeschnitten wird. Ohne Rücksicht auf Dinge die nicht Überlebenswichtig sind wie z.b. die Zeugungsfähigkeit, die Potenz, der Samenerguss, die Funktion der Beine. Dabei wird der Bauchraum durch einen großen Schnitt vollständig geöffnet, Magen und Darm werden herausgenommen und das Lymphknotensystem entfernt. Gegebenenfalls werden auch sämtliche Rippen gebrochen für eine bessere Übersicht. Ich war geschockt aber gefasst, mein Kumpel Dieter (Professor per du) hatte mir die Operation schon bis ins Detail erklärt. Er führte fort, dass in meinem besonderen Fall noch weitere Operationen oder eine Große erfolgen könnten. Das würden in dem Fall aber die Kollegen aus den Spezialkliniken entscheiden. Er sprach von Orten am anderen Ende von Deutschland. Außerdem muss eine Versteifung meiner Wirbelsäule erfolgen, da die Wirbelkörper schon sehr porös seien. Es gibt wohl Möglichkeiten der Versteifung intern durch Metall. Eine zweite Möglichkeit wäre meine betroffenen Wirbelkörper mit Beton aufzuspritzen. Das solle man dort entscheiden. Man könnte mir in der gleichen Operation eine neue Leber transplantieren. Ich war am Ende. Was sollte ich tun? Soll ich mich jetzt entscheiden oder wie? Ihr seid die Ärzte, entscheidet ihr doch was das Beste ist! Ich fing den Oberarzt draußen ab und fragte ihn, was das alles soll. Er sagte, dass diskutiert wurde diese Operation hier vor Ort durchzuführen. Es wäre allerdings das erste Mal und so viel verschiedene Fachrichtungen haben an diesem Standort noch nie bei solch einem großen Eingriff operiert. Dies ist ein sehr großer Eingriff in den Organismus bei dem es zu erheblichen Komplikationen kommen könnte. Sein Wortlaut war: „Wir könnten es allerdings versuchen, wenn sie wollen. Wir würden uns das zutrauen." Ich hätte ihm am liebsten eins in die Schnauze gehauen. Ganz nebenbei erwähnt: Es war derselbe Oberarzt wie am Anfang der Perverse zur Punktion aus der Leber.

Also informierte ich mich im Internet genauestens über diese Kliniken. Ich bekam in der Nacht Schmerzen beim Pinkeln und im Urin war wieder einmal Blut. Ich hatte irgendeinen Keim, ein Harnwegsinfekt fanden die Ärzte durch einen Bluttest schnell heraus.

Ich musste isoliert werden. Geil! Das erste Mal ein Einzelzimmer! Nicht so geil war, dass jeder der zu mir rein wollte, Kittel, Haarnetz, Mundschutz und Überziehschuhe tragen musste. Naja, kam sowieso kein Besuch mehr außer Lara. Irgendwie dachten alle ich sei wieder gesund, keine Ahnung warum. Die letzten Tage in diesem Krankenhaus waren Horror. Außer wenn Lara zu Besuch war. Wir spielten Mensch ärgere dich nicht auf dem Handy und vertrieben uns die Zeit irgendwie. Sie hat mir besonders in dieser Zeit mit ihrer reinen Anwesenheit geholfen. Wir haben viel gelacht und uns über einige Mitarbeiter und Ärzte lustig gemacht und festgestellt wie scheiße Menschen sein können. Ich habe keine Ahnung aus welchen Ressourcen sie diese unglaublich positive Kraft geholt hat. Wir sind in dieser Zeit besonders nah zusammengerutscht. Ich war nicht alleine. Wir besprachen mögliche Verfahren und Komplikationen. Ich fragte sie, ob sie mich begleiten würde, weil ich dort sterben könnte. Sie sagte, wie schon bei der

der Diagnose: „Ja natürlich!". Ich werde dir das nie vergessen, danke!

Das Wochenende im Krankenhaus zu verbringen ist sehr langweilig, es passiert nichts und nach Hause durfte ich auch nicht. Ich habe es auf eigene Verantwortung jedoch einfach gemacht. Wenn mir irgendetwas passiert wäre, sei es nur Fieber, nicht dran zu denken. Ich bin dann Sonntagabend wieder hin, weil Montag Chefarztvisite war. Als Lara wieder nach Hause fuhr, bekam ich Angst, weil ich alleine war. Ich fragte sie per SMS ob sie morgen früh schon hier sein könnte, um meine Angst vor dem Arztgespräch etwas erträglicher zu machen. Natürlich war sie da. Am nächsten Morgen bin ich erst einmal in den angrenzenden Park gegangen, habe viel geweint und wollte mich irgendwie diesem Gespräch entziehen. Ich habe mich dort versteckt bis Lara kam. Sie beruhigte mich. Es fiel ihr diesmal sichtlich schwerer als die Monate zuvor Contenance zu bewahren. Wir weinten zusammen auf einer Bank im Park. Zudem besprachen wir mögliche

Folgen dieser Operation. Sie konnte mich davon überzeugen, zurück ins Zimmer zu gehen. Wir warteten dort beide sehr ängstlich. Chefarztvisite ist für gewöhnlich am Vormittag. Um 14 Uhr war immer noch keiner da. Endlich, gegen 15.30 Uhr kamen drei weiße Männer ins Zimmer und sagten, dass ich in einem Universitätsklinikum operiert werden soll. Dieses lag ca. 500km entfernt. Es soll eine sehr ausgedehnte Operation aus verschiedenen Fachrichtungen werden. Sie wollen mir den Tumor entfernen, das komplette Lymphsystem im Bauch, eventuell eine neue Leber transplantieren und meine zwei Lendenwirbel ersetzen. Ich fragte nur noch, ob das alles in einer Operation geschehen soll. „Das sollen die Kollegen vor Ort klären." „Der Professor in diesem Klinikum ist Spezialist auf diesem Gebiet und hat während der Tumorkonferenz gesagt, dass er sie operiert." „Stellen sie sich bitte am Freitag zwischen 9-10 Uhr in der Uniklinik in der urologischen Aufnahme in der 17. Etage mit Aufzug G9 vor." „Sollte es zu Komplikationen kommen, so ist nach Rücksprache unter der Telefonnummer XXX eine Wiedervorstellung hier auf der Station möglich." Oh nett, dachte ich mir. Falls ich „halb lebendig" hier wieder ankomme werden sie mich noch behandeln. Das einzige positive das ich sah war, dass ich ein paar schöne Tage in Ruhe zu Hause habe und sie mit meiner Freundin verbringen kann. Vielleicht die letzten meines Lebens...

6.
Kapitel – Universitätsklinikum

In diesen Tagen der Ruhe habe ich mich mit dem Gedanken beruhigt, dass die Ärzte diese Operation niemals durchführen würden, wenn es keine Chance mehr gäbe. Wir haben diesen schweren Weg vom 5. auf den 6. September 2013 um 04:00 Uhr nachts auf uns genommen und waren pünktlich dort. Ich hatte im Voraus ein Zimmer in einem Hotel in der Stadt für Lara gebucht. Wir wollten mich jedoch zuerst anmelden und fuhren zum Klinikum. Es war beängstigend sowie beeindruckend riesig. Als wir darauf zu gefahren sind, haben wir weder rechts noch links ein Ende gesehen. Es sah irgendwie aus wie ein Forschungszentrum für Raumfahrt. Völlig abgefahren. Als wir auf den riesigen Parkplatz fuhren habe ich mich erstmal lautstark über die Parkpreise aufgeregt. 2€ für eine Stunde muss nun wirklich nicht sein für ein Krankenhaus. Drinnen mussten wir zunächst den richtigen Fahrstuhl für die Station finden. Dieses Gebäude ist so groß, dass jede Station ihren eigenen Fahrstuhl hat? Dies lies mich zuerst denken, hier vielleicht nur eine Nummer zu sein oder man könne mich verwechseln. Das hört man ja häufiger bei solchen Zentren. Naja ich hatte auf jeden Fall wenig Angst vor dem was bevorsteht, weil Lara an meiner Seite war. Vielleicht auch weil keine Zeit zum Nachdenken war. Wir meldeten mich an und setzen uns auf 2 von insgesamt 6 Stühlen in einem Gang und warteten darauf aufgerufen zu werden. Lara hatte riesen Hunger und wollte sich etwas zu essen holen aber wir wussten nicht, ob ich demnächst an der Reihe sein sollte. Der Gedanke allein zu sein und in diesen „Aufnahmeraum" hinein zu müssen war für mich so unerträglich, dass sie bei mir blieb. Schließlich musste ich dort meinen vollständigen Krankheitsverlauf erzählen. Es kann ja sein, dass ich wichtige Details vergesse die Lara noch hätte hinzufügen können. Sie kannte die Geschichte mindestens genauso gut wie ich. Natürlich hatte ich auch jeden Arztbrief und alle anderen Dokumente als Kopie dabei. Das Nerven und Hinterfragen sowie sammeln aller Unterlagen machte sich nun bezahlt. Dies ist immer wichtig, da von Arzt zu Arzt manchmal Unterlagen einfach verschwinden. Dieses musste ich mehrfach schmerzlich feststellen. Davon könnte ich leider auch lange erzählen. Diese Erfahrungen bleiben jedoch in meinem Kopf. Wir saßen dort seit ca. 9.20 Uhr und um 14:15 Uhr kamen wir endlich an die Reihe. Einige Notfälle wären dazwischen gekommen. Die Ärztin war sehr nett, erklärte uns alles während mich eine Medizinstudentin untersuchte und einen Ultraschall durchführte. Diese Untersuchung und das Gespräch dauerten ca. 45 Minuten. Danach brachte sie mich auf die Station und zeigte mir mein Zimmer. Es war ziemlich altmodisch eingerichtet. Ein Zweibettzimmer, arg in die Jahre gekommen. Die Fenster ließen sich nicht öffnen. Dies fiel mir sofort auf, weil mein Bettnachbar Christian nach Schweiß und Kot roch. Ich sagte der Schwester, dass ich Hunger hätte und bekam prompt etwas. Bei dem Geruch etwas unglaubwürdig. Mein Appetit war wegen der anhaltenden Nebenwirkungen der Chemotherapie nicht mehr vorhanden, Lara hat es gegessen. Nachdem mich die Oberärztin auch aufgenommen und den Ablauf erklärt hatte, sagte die Schwester, dass es Montag erst weiter geht. Ich fragte sofort ob ich dann übers Wochenende hier bleiben muss. Sie verneinte es und wir freuten uns über unser „freies Wochenende". Ich schnappte meine Tasche und wir fuhren sofort ins Hotel. Wir haben diese Zeit sehr genossen, es war ein total schönes Wochenende. Wir haben uns gemeinsam die Altstadt angeguckt und versucht möglichst wenig über die Krankheit zu sprechen. Natürlich ist es uns dabei nicht permanent gelungen fröhlich zu sein. Ich versuche mich heute möglichst oft an dieses Wochenende zu erinnern, weil wir so voller Lebensmut und Glückseligkeit waren. Ich denke daran, wenn es mal nicht so läuft und ich traurig bin. Wie unwichtig alles andere eigentlich ist und versuche meine Wichtigkeiten aufrecht zu erhalten.

Am Montag den 9. September 2013 sind wir, nach dem wir ausgiebig gefrühstückt hatten, zusammen ins Klinikum gefahren. Nachdem wir im Zimmer angekommen waren, teilte uns der Oberarzt die Pläne der Operateure mit. Es sollten zwei kurz aufeinander folgende sehr große Operationen werden. Eine sollte Mittwoch, den 11. September 2013 stattfinden und die andere am darauffolgenden Tag. In der ersten sollten mir mehrere Titanstäbe (ein sog. Fixateur intern) in meinen Rücken gebaut werden, Lendenwirbelkörper 2+3 von hinten an den Dornvorsätzen gelöst und das Rückenmark sollte an diesen Stellen freigelegt werden. Sie sollte ca. 3 Stunden dauern und als Vorbereitung für die Hauptoperation dienen. Dafür werde ich aber nochmal genauer von den Unfallchirurgen informiert, teilte man mir mit. Rückenmark freilegen? Ich wusste, dass es etwas mit Querschnittslähmungen zu tun hatte. Die „Hauptoperation" sollte am 12. September 2013 folgen, in der die komplette Tumormasse, dass Lymphknotensystem im Bauch, die beiden zerstörten Lendenwirbel und eventuell noch die Bauchschlagader entfernt werden sollte. Dabei würde man mich von vorne aufschneiden, vollständig „aufklappen" und mir meinen Magen sowie den Darm herausnehmen. Sie sollte ca. 8 Stunden dauern. Man würde das aber individuell, je nach Ausbreitung des Tumorgewebes während der Operation entscheiden. Magen & Darm raus? Bauchschlagader? Aorta? Davon wusste ich bis heute nichts. Man kann diese entfernen? Ich sollte eine Prothese eingebaut bekommen, dass wäre heutzutage kein Hindernis mehr. Dieser Ersatz wäre äquivalenter als die natürliche, wenn nicht sogar besser. Aber darüber würden uns die Gefäßchirurgen noch aufklären. Ich sollte noch zu sehr vielen Voruntersuchungen, wie die Bestimmung der Blutgruppe, MRT, CT, Belastungs- EKG, Aufklärungsgespräch beim Anästhesisten für die Narkose, etc.. Unter anderem kamen die Unfallchirurgen ins Zimmer und versuchten anhand von selbstgemalten Zeichnungen uns den Eingriff zu erklären. Sie wollten meinen Rücken mit einem ca. 30cm Schnitt öffnen, die Dornvorsätze der beiden Lendenwirbel zertrümmern und um das Rückenmark drumherum schneiden. Dies sei sehr heikel, ein Schnitt in das Rückenmark und ich würde nichts mehr abwärts des Bauchnabels spüren. Sie sagten aber nachdrücklich, dass sie dieses dringend versuchen würden zu vermeiden. Natürlich musste ich das gegenzeichnen um die Schuldfrage zu klären. Des Weiteren wollen sie mir einen sog. Fixateur in meinen Rücken verbauen. Er soll unterstützend wirken, wenn sie in der zweiten Operation die beiden Lendenwirbel von vorne entnehmen. Er soll vom 1. bis zum 4.

Lendenwirbel alles fixieren, damit ich danach noch aufrecht stehen kann und nicht wie ein Kartenhaus zusammen falle. Dieses ist ein Stab System aus Titan, welches in einigen Wirbeln verschraubt wird. Ich habe dann noch ein paar Erklärungen unterschrieben. Unter anderem eine zum mechanischen Versagen der Konstruktion. Darauf stand, dass ich allein dafür verantwortlich bin ein Leben lang aufzupassen. Der Stationsarzt klärte mich auch noch über mögliche Konsequenzen auf und erwähnte nebenbei kurz das Thema Impotenz. Ich stoppte ihn und fragte nach weiterer Information hierzu. Er sagte, dass es nicht unwahrscheinlich ist nach so einer Operation. Es wird alles das radikal weggeschnitten, was ich nicht unbedingt zum Leben brauche. Ich sah ihn an und sagte, dass ich 29 Jahre bin und bestimmt kein nutzloses Ding zwischen meinen Beinen haben möchte. Er sagte, dass es heutzutage kein Problem mehr darstellt und sie mir auch eine Pumpe einbauen könnten. Ich war geschockt von dieser „Kleinigkeit", wie er es ausdrückte.

Am Abend vor der Operation ging ich das letzte Mal für eine sehr lange Zeit duschen. Wir hatten übrigens Lara bei mir im Zimmer untergebracht, sie bekam auch volle Verpflegung gegen Bezahlung natürlich. Der Zimmernachbar von letzter Woche war schon entlassen worden. Ihm wurde die Prostata herausgenommen. Montag ins Krankenhaus, Dienstag operiert und Freitag entlassen. Prostata Patienten wurden behandelt wie Blinddarmpatienten. Mit den Folgen von Inkontinenz und Impotenz. Sie haben aber alle vom Krankenhaus ein Abschiedsgeschenk bekommen, ein riesen Paket Windeln. Nicht wirklich schöne Dinge. Christian, der ehemalige Bettnachbar, hatte versprochen mich zu besuchen. Er hielt auch Wort und kam nach ein paar Wochen mit seinem Kumpel und berichtete, dass er seine Inkontinenz noch immer nicht im Griff hat.

Dienstags war immer Chefarztvisite. Ich werde das erste Mal meinen „Hauptoperateur" den Professor kennenlernen. Der Fall war nämlich so extravagant, dass er es selber machen würde. Einen anderen hätte ich auch nicht akzeptiert. Der Professor, ein sehr bekannter auf diesem Gebiet, praktizierte in den USA, schrieb mehrere Bücher, ist Leiter dieser Klinik und war schon etliche Male in der Presse. Im Internet lassen sich auch einige Interviews von ihm finden. Ich hatte mich vorher natürlich gründlich über diesen Mann informiert, hatte schon im Vorfeld sehr viel Respekt und vollstes Vertrauen in ihn. Er ist spezialisiert auf Hoden- und Prostatakarzinome und ein absoluter Übermensch. Er kam mit einer 7 köpfigen Gruppe von Ärzten und Oberärzten ins Zimmer, es war dann voll. Er erzählte uns auf eine ganz lässige Art und Weise, wie er das Ganze machen wird. Es hörte sich für mich so an, als wolle er meinen Blinddarm heraus nehmen. Er legte dieser Operation überhaupt nicht die Schwere bei, die sie eigentlich hatte. Er sagte wortwörtlich: „Wir machen das jetzt erstmal so und sprechen dann danach wieder". Es hat uns sehr beruhigt, dieser Mann wusste was er da tat. Das habe ich bei wenigen Menschen in meiner bisherigen Krankheitsgeschichte er-

lebt. Ich hatte auch keine weitere Frage
mehr, meine Schlagfertigkeit war verschwunden. Ich war mit allem einverstanden,
das schaffen wenige.

An dem Dienstagabend bekam ich von der
Schwester dann noch meinen ersten Einlauf.
Ich fand das richtig gut, endlich konnte man
sich mal „leerscheißen". Ich schaute mit Lara
noch eine Quizshow im Fernsehen, dann
schliefen wir.

7.
Kapitel – Die erste Operation

Am Morgen des 11. September 2013, irgendwie blödes Datum für so eine Sache,
zog ich mein OP-Kleidchen an und legte
mich zurück ins Bett. Die Schwester brachte

mir eine Tablette, die sie „Leck mich am Arsch-Tablette" nannte. Ich sollte erfahren warum. Diese Tablette soll das zentrale Nervensystem lahm legen. Ich nahm sie und wurde von einem Transportdienstmitarbeiter in den OP-Bereich gebracht. Er stellte mich in einem Raum ab in dem ungefähr 20-25 andere Leute in ihren Betten lagen und sehr ängstlich umherschauten. Es ähnelte einer Leichenhalle, nur waren die Leute lebendig - noch jedenfalls. Ich bin dann selbstständig auf eine der Liegen geklettert die dort standen. Es waren eigentlich Edelstahltische mit einem Tuch drauf. Ab diesem Zeitpunkt habe ich einen Filmriss, ich weiß nicht mehr was passiert ist. Als ich wieder erwachte, war ich auf der Intensivstation an vielen Kabeln bzw. Schläuchen angeschlossen und ein dutzend davon kamen aus meinem Rücken. Ich fühlte mich wie nach mehreren durchzechten Nächten, war ziemlich müde und abgeschlagen aber eigentlich ging es mir ganz gut. Es standen ca. 20 Männer vor meinem Bett und stellten mir irgendwelche Fragen. Ich sagte ihnen, dass sie abhauen sollen und ich keine

Fragen beantworten werde, weil ich müde
bin. Ich wollte pennen und die gingen mir in
dieser Situation ziemlich auf die Nerven.
Nicht einmal nach so einer schwerwiegenden
Operation hatte man hier seine Ruhe. Ich
durfte bzw. konnte nur auf dem Rücken liegen wegen des Eingriffs. Das war für mich
ziemlich schlimm, weil ich Bauchschläfer
bin. Als ich die Intensivschwester nach etwas
Wasser fragte, bemerkte ich, dass sie der
deutschen Sprache nicht mächtig war. Ich
kochte innerlich. Wie kann man auf so einen
verantwortungsvollen Posten einen Menschen setzen der kein Deutsch spricht? Bin
ich auf einmal im Ausland im Krankenhaus?
Ich verlangte den Arzt, später bekam ich mit,
dass es schon 23 Uhr war und die Operation
wohl etwas länger als gedacht gedauert hat,
nämlich 9 Stunden. So lag ich dort also herum, zeitlos, an die Decke starrend. Ich hatte
auch irgendeinen undefinierbaren Stab in
meinen Pulsadern stecken der wohl meine
Vitalfunktionen ermitteln und überwachen
sollte. Hinter mir, das konnte ich aus dem
Augenwinkel erkennen, standen die aktuel-

len Werte auf einem Gerät. Ich hatte einen extrem niedrigen Blutdruck und einen sehr schnellen Puls. Der Blutdruck ist sogar in rote Bereiche gewandert, sodass dieses Gerät Alarmgeräusche auslöste. Die Dame ohne Deutschkenntnisse spritzte mir dann irgendwas und es wurde besser. Ein paar Minuten später bekam ich sehr starke Schmerzen und schrie. Das Wort Schmerzen war der Dame ein Begriff. Sie spritzte mir wieder etwas, übrigens in den ZVK im Hals, den sie mir während der Narkose gelegt haben müssen. Innerhalb von Sekunden ging der Schmerz komplett zurück und ich fühlte mich unbesiegbar. Ich schwebte in der Luft und freute mich einfach nur, alles war auf einmal lustig. Eine Nacht musste ich dort noch zusätzlich zur Beobachtung bleiben. Dann kam ich zurück auf die Station. Eine Schwester brachte mich in meinem Bett zurück zur Station. Ein weiter Weg in diesem Krankenhaus. Für jede Bodenwelle beschimpfte ich sie. Später habe ich mich dafür aber entschuldigt. Jedenfalls dachte ich das. Ich hatte mich bei der falschen Schwester entschuldigt und konnte mich nicht mehr richtig an diese Frau erinnern. Scheiß Medikamente. Mir fiel ein, dass heute meine „große OP" sein sollte. Auf Nachfrage teilte man mir mit, dass diese, aufgrund der Länge und Schwere der ersten OP um ein paar Tage verschoben wurde. Wann diese stattfinden sollte, sagte mir zunächst keiner.

8.

Kapitel – Zwischen den Operationen

Als erstes wurde mir von Seiten der Ärzte erklärt wie ich mich zu verhalten habe. Ich durfte und konnte natürlich nicht aufstehen. Durfte höchstens 30° das Kopfteil nach oben stellen lassen, nur auf dem Rücken liegen und die Beine nicht anwinkeln. Die Wirbelkörper sind gelockert und würden wahrscheinlich schon bei dem Versuch aufzustehen nach vorne rutschen und meine Wirbelsäule würde wie ein Kartenhaus zusammenbrechen. Keine schöne Vorstellung. Also musste ich, auf unbestimmte Zeit, alle Dinge des Alltags in dieser Position erledigen. Essen, Trinken, Waschen, Kacken, Zähne putzen, etc. Hört sich einfach an aber versucht es mal nur 2 Stunden ohne dabei die Beine anzuwinkeln, einfach nur gerade auf dem Rücken liegen und eines dieser Dinge tun. Ich empfehle, das Kacken wegzulassen.

Ich hatte natürlich auch einen Urinkatheter, den ich echt praktisch fand. Der Beutel war alle 2 Stunden voll, weil mein Körper während der Operation sehr viel Wasser eingelagert hatte und es jetzt los werden wollte. Die Schwester konnte dies nicht nachvollziehen und so kam es auch vor, dass sie mich „vergessen" hat wenn ich geklingelt habe. Wahrscheinlich hat sie mich einfach nicht für voll genommen. Wenn dieses Ding voll ist kann die Blase irgendwann nicht mehr ablaufen und fängt an zu schmerzen. Personalmangel ist eine schlimme Sache. Einmal kam es sogar vor, dass die Schwester die mich waschen wollte, mein Bett hochgefahren hat, gegen den Urinbeutel gekommen ist und der auf den Boden gefallen ist. Was er hinter her zieht muss ich hier nicht erwähnen. Aua.

Am Wochenende hat sich dann auch einer der operierenden Menschen bei mir sehen lassen und sich nach meinem Zustand erkundigt. Der Herr Dr. war Facharzt für Unfallchirurgie und er hatte mich operiert. Diesen Mann hat man meistens schon 30m vor der Station kommen hören, weil er immer Holzclogs trug. Er wirkte auf mich immer sehr gestresst aber sehr kompetent. Er erklärte mir, dass ich sehr viel Blut verloren habe aber sonst alles sehr gut geklappt hat. Dieser Blutverlust sei bei Wirbelsäulenoperationen normal. Warum sagen Ärzte sowas eigentlich nicht vorher?

An diesem Wochenende kam Sonntag auch das erste Mal Pflegehelfer Mustafa mit folgenden Worten in mein Zimmer: „Dann wollen wir mal den kleinen Popo waschen!" Er war ca. 190cm groß, ca. 120kg schwer und sehr muskelbepackt. Ich hätte seinen Beruf eher auf ein Sonderspezialkommando der Polizei geschätzt. So ein Mann fürs Grobe eben. Es war aber der Einzige auf der ganzen Station, der mich ordentlich gewaschen hat ohne, dass ich danach noch gestunken habe. Er hatte keine Berührungsängste. Ganz im Gegensatz zu anderen hatte er auch keine Probleme damit mich im Genitalbereich zu waschen. Das war bei den ersten Malen sehr befremdlich und natürlich auch unangenehm aber auch daran gewöhnte ich mich nach ein paar Tagen. Ich war immer sehr froh darüber, wenn der türkisch stämmige Mann Dienst hatte. Mit ihm war es zudem auch immer sehr lustig. Am nächsten Tag hatten wir das Aufklärungsgespräch bei den Gefäßchirurgen. Diese kamen nicht auf das Zimmer, man musste mich samt Bett zu ihnen bringen. Lara war selbstverständlich auch dabei. Ich hatte die Ärzte ihrer Schweigepflicht gegenüber Lara vollständig entbunden. Sie brachten uns zu dem leitenden Chefarzt dieser Abteilung, ein lustiger Typ. Er war Holländer und fand alles lustig. Er erklärte, dass sie vielleicht ein ca. 20cm Stück von meiner Bauchaorta abschneiden und durch eine Prothese ersetzen müssen. Diese Prothese ist aus einem sehr strapazierfähigen Material, es wird unter anderem in der Schifffahrt zum Segelbau verwendet. Zur Vorgehensweise sagte er nur, dass sie oben und unten zwei Klammern befestigen, die Bauchschlagader abtrennen und diesen Segelstoff annähen werden. Ich fragte nur, was passieren würde wenn sich eine dieser Klammern löst. Er sagte folgendes: „Dann hätten wir genau 4 Sekunden Zeit dem Abhilfe zu schaffen bis sie verbluten würden. Das ist aber unter meiner Regie noch nie vorgekommen und ich versichere ihnen das sie dafür in guten Händen sind." Dieser Typ schien sehr lustig zu sein aber er machte auf mich keinen sehr kompetenten Eindruck. Wird schon nicht vorkommen, dachte ich. Dieser Eingriff sollte sowieso nur vorgenommen werden, falls während der Operati-

on Tumorreste an der Aorta zu sehen sind.
Ich sollte falsch liegen.

Danach wurde ich in die Ambulanz der Unfallchirurgie gebracht um mir einige Drainagen (Wundwasserbeutel, damit das Wund-
wasser ablaufen kann) aus dem Rücken ziehen zu lassen. Dort haben wir uns erstmal
lange mit einem Pfleger unterhalten. Er erzählte von seinem Leben, seiner Ansicht zur
Gesellschaft und dem heutigen Medienkon-
sum. Er war ein Anhänger der schwarzen
Szene und ernährte sich nach eigenen Aussagen sehr gesund. Seine Lebensmittel kaufe er
ausschließlich in Biomärkten und er sehe
dort sehr oft Ärzte dieser Klinik einkaufen.
Denn die wissen warum. Ein sehr interessan-
tes Gespräch. Es hat auf jeden Fall zum
Nachdenken angeregt. Ich dachte das erste
Mal über Finanzierungsmöglichkeiten solch
einer Therapie bzw. Operation nach, wie
hoch die Kosten sind und wer damit Profit
machen könnte. Wir können heutzutage zum
Mond fliegen aber Krebs ist nur bedingt
heilbar? Es gibt darüber einige sehr gewagte

Theorien, die jeder einmal selbst nachlesen bzw. überlegen kann.

Das Ziehen der Drainagen war selbstverständlich sehr schmerzhaft aber da musste ich durch. Zudem hat es ein abartiges Geräusch beim Ziehen der Schläuche verursacht, weil ein Vakuum entstanden ist.

Die Nächte verliefen sehr schmerzhaft. Nicht etwa Schmerzen die vom Rücken ausgingen. Ich habe vorher nicht gewusst, wie schnell sich Muskeln abbauen können. Vor allen Dingen die Muskeln in den Oberschenkeln. Ich durfte die Beine nicht einmal anwinkeln. Jeder kennt es vom Fernsehen gucken, wenn man lange in einer Position auf dem Sofa liegt. Der Unterschied war nur, dass ich mich nicht bewegen durfte. Ich lag zwischen den Operationen 7 Tage in dieser Position. Ich habe teilweise geschrien vor Schmerzen vom Abbau der Muskulatur. Den Schwestern ist dann nichts anderes eingefallen, als mich mit Schmerzmitteln, Antidepressiva (!) und irgendwelchen Muskelentspannungstabletten wegzuknallen. Es gab eine einzige Schwester die sich die Mühe machte und meine Oberschenkel massierte, mitten in der Nacht. Es tat mir so verdammt gut, dass ich dabei einschlief. Ich danke ihr für diese herzliche Pflege trotz Personalnotstand. Diese ganzen Pillen hätten also nicht sein müssen.

Dienstag, den 17. September 2013 war wie immer Chefarztvisite und der Professor marschierte wieder mit einer Armada von Untergebenen in mein Zimmer. Er erzählte, dass die ausgedehnte Operation morgen stattfinden soll. Diesen Abend habe ich noch lange mit Lara erzählt. Über Dinge, die ich tun werde wenn ich das überlebe. Kleine und große Dinge. In dieser Situation ist man sowas von klar im Kopf und fängt an alles zu schätzen. Ich möchte eine riesen „Krebsstinktparty" schmeißen, einen Roadtrip durch Amerika machen und Lara heiraten. Bis auf das Heiraten habe ich alles getan. Einige werden jetzt schmunzeln aber wartet ab, ich bin ein Mensch der sein Wort hält. All diese Vorstellungen gaben mir Kraft in dieser Nacht.

Selbstverständlich bekam ich am Abend auch wieder einen Einlauf. In dieser Nacht bin ich ca. 40x aufgewacht. Ich schaute nach rechts, Lara war da, ich war beruhigt.

9.
Kapitel – Die Zweite Operation (Hauptoperation)

Am Morgen des 18. September 2013 durfte ich die „Leck mich am Arsch-Tablette" mit einem Schluck Wasser einnehmen und wurde um 7 Uhr von einem Mitarbeiter der Kli-

nik abgeholt. Ich sah in Laras Gesicht absolute Traurigkeit aber auch Hoffnung. Ich sagte ihr nur, dass ich sie liebe und dass sie an
die Dinge denken soll, die wir danach machen werden. Ich zeigte ihr meine Faust als
ich aus dem Zimmer gefahren wurde. Sie
sollte Kraft, Mut und Hoffnung symbolisie-
ren. Angekommen im Vorraum vom OP
konnte ich diesmal nicht selbstständig auf
diesen Metalltisch klettern, sie mussten
mich mit 4 Leuten darauf tragen. Der Unterschied zur ersten Operation war, dass ich
mich jetzt an alles bis zum Narkotisieren erinnern kann. Ich wurde von zwei Menschen
in den OP-Saal gebracht. Ich wurde dabei
durch einen endlos langen Gang an mehr als
30 OP-Sälen vorbei geschoben. Es war der
Raum 35. Dort standen schon ungefähr 20
Menschen und taten undefinierbares. Einer
von ihnen fragte mich nach meinen Tätowie-
rungen. Ich sagte ihm, dass er aufhören soll
mich abzulenken und mich lieber sedieren
soll. Der Raum war wirklich nicht groß, vielleicht so 25-30qm². Rundherum waren 2
Treppenstufen, sodass Menschen mit etwas

Abstand zuschauen können. Ich hatte vorher mein schriftliches Einverständnis für ein paar zuschauende Studenten gegeben. Sie haben sich darüber sehr gefreut, weil eine offene Operation heutzutage eher selten vorkommt. Der Anästhesist nahm mir nach meiner Ansage auch relativ schnell mein Bewusstsein. Er klickte irgendwas an meinen Schlauch, setzte mir eine Maske auf und weg war ich.

„Ich schwebe in einer Leere, ähnlich dem Tod, es ist nur ein Augenblick, atemlos, doch Du bist nicht mein Erbe und dies ist nicht der Tag, an dem ich sterbe." (Der Himmel kann warten - Böhse Onkelz)

Als ich wieder erwachte, hatte ich jede Menge Schläuche in meinem Mund. Sie waren in meiner Lunge und beatmeten mich. Allerdings habe ich versucht selbstständig zu atmen und mich daraufhin dann mehrmals verschluckt und Panik bekommen. Als Sie mir diese Dinger zogen habe ich stark gewürgt. Das ist wirklich alles andere als schön. Ich atmete danach derart schnell in einer Kurzatmigkeit, ich dachte zu ersticken. Ich fühlte

mich total matsch, wie in einer Art Trance.
Wie eine Woche nicht geschlafen. Es ging
mir nicht gut. Langsam realisierte ich, dass
ich am Leben war. Ich bekam ein schäbiges
Grinsen heraus und freute mich. Die Schwester dachte wohl ich vertrage die Schmerzmittel nicht, haha. Sie meinte ich solle ein wenig
schlafen. Ich dachte mir nur, dass ich das
doch eben getan habe, reicht doch. Ich konnte kaum sprechen aber die Schwester hatte
Geduld. Ich fragte ganz langsam ob sie meine Freundin holen könnte. Sie sagte, dass es
2 Uhr nachts ist und ich Ruhe brauche. Die
Operation hat 17 Stunden gedauert, mein
Körper ist sehr geschwächt und ich müsste
mich jetzt ausruhen, meine Freundin sei informiert. Ich konnte es kaum glauben. 17
Stunden? Was hatten sie für Komplikationen? Ich hatte keine Kraft mehr für weitere
Fragen und schlief direkt ein. Als ich wieder
erwachte, stand ein Arzt vor mir und erkun-
digte sich nach meinem Befinden. „Mir geht
es gut, holen sie meine Freundin.", antwortete ich. Er erwiderte: „Schön zu hören, dass
sie schon wieder Späße machen." Ich dachte

mir, du Vollidiot das war kein Spaß. Er erzählte mir, dass alles ein wenig länger gedauert hat, weil einige Dinge zusätzlich gemacht werden mussten. Sie mussten mir zusätzlich meine linke Niere entfernen, dort wäre der Tumor um die Venenzugänge gewachsen. Außerdem mussten sie meine Bauchschlagader ersetzen. Insgesamt konnten sie die Operation aber planmäßig ohne große Komplikationen durchführen.

Entfernt haben sie meine linke Niere, die Bauchaorta (ca. 25cm davon) ersetzt durch einen Segelstoff, den Haupttumor, mein komplettes Lymphknotensystem retroperitoneal (im Bauchraum), Lendenwirbelkörper 2+3 und von 3 oder 4 unterschiedlichen Stellen meiner Leber Gewebeproben entnommen. Ich habe insgesamt während dieser Operation 19 Blutkonserven á 0,5l (9,5 Liter) transfundiert bekommen und noch etliche postoperativ (nach der OP). 4 davon nicht in meiner Blutgruppe, wie ich später herausfand. Ich habe leider die seltenste Blutgruppe der Welt. Mein ganzes Blut im

Körper wurde quasi 2x gewechselt. Knapp 2 Jahre später habe ich meine komplette Krankenhausakte angefordert und abgeholt. Dort ist sogar der Name und die Adresse des Spenders angegeben, er ist 77 Jahre alt.

Die Bilder zeigen Röntgenaufnahmen meiner Wirbelsäule nach den geschilderten Operationen.

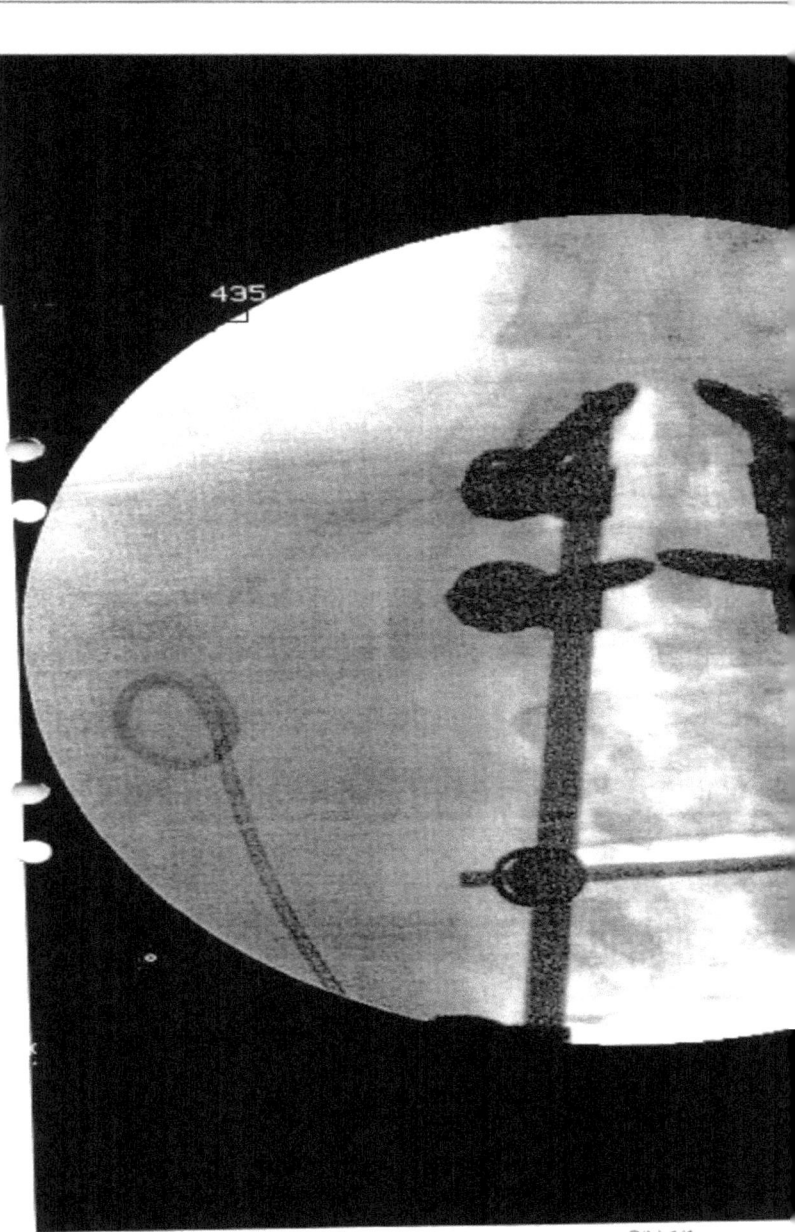

435

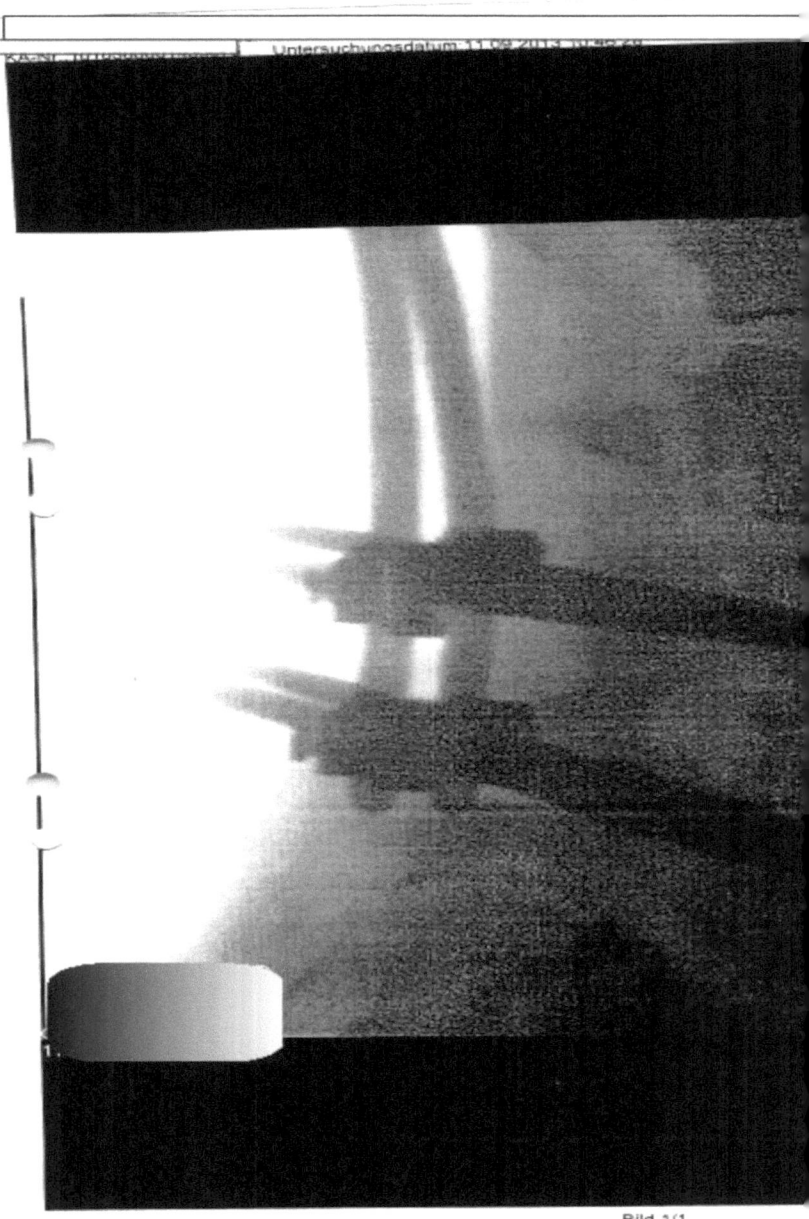

104

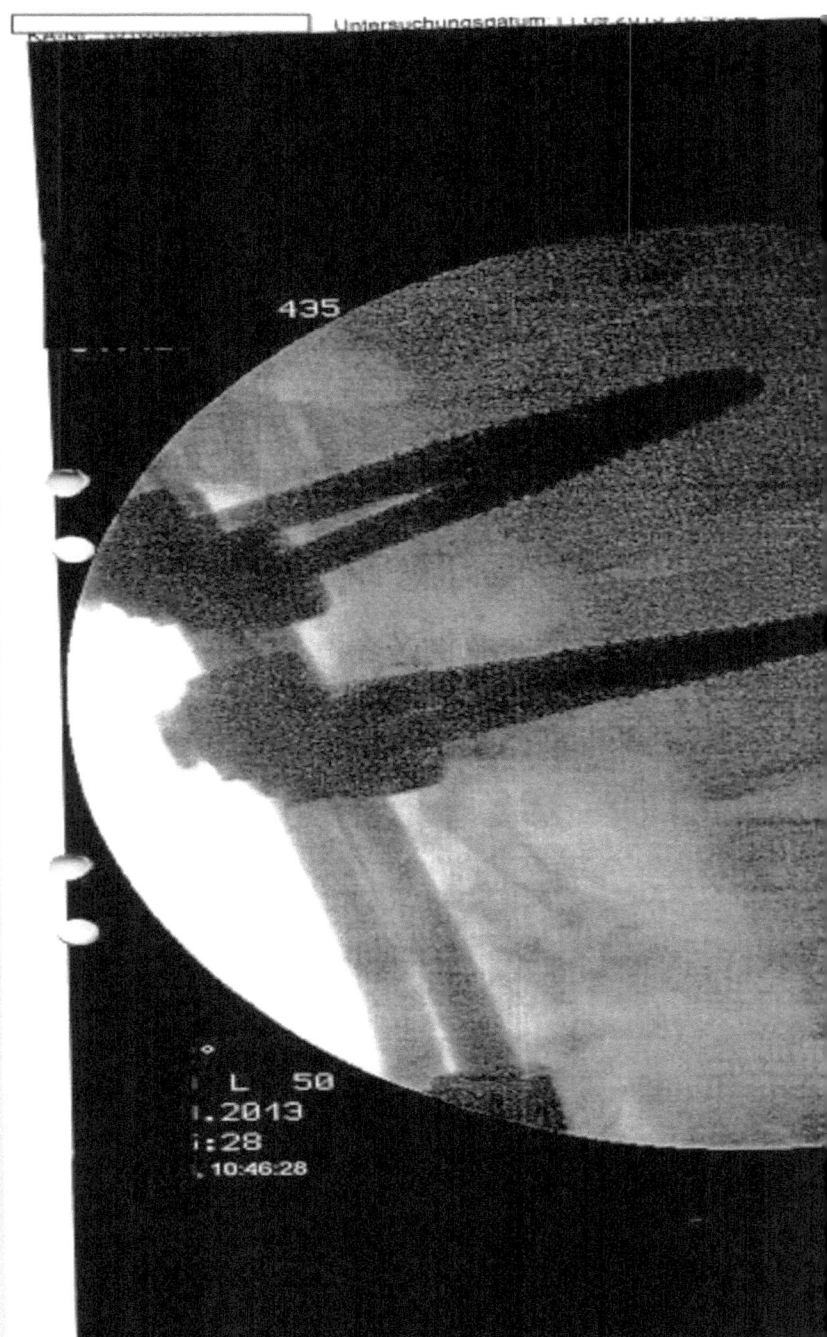

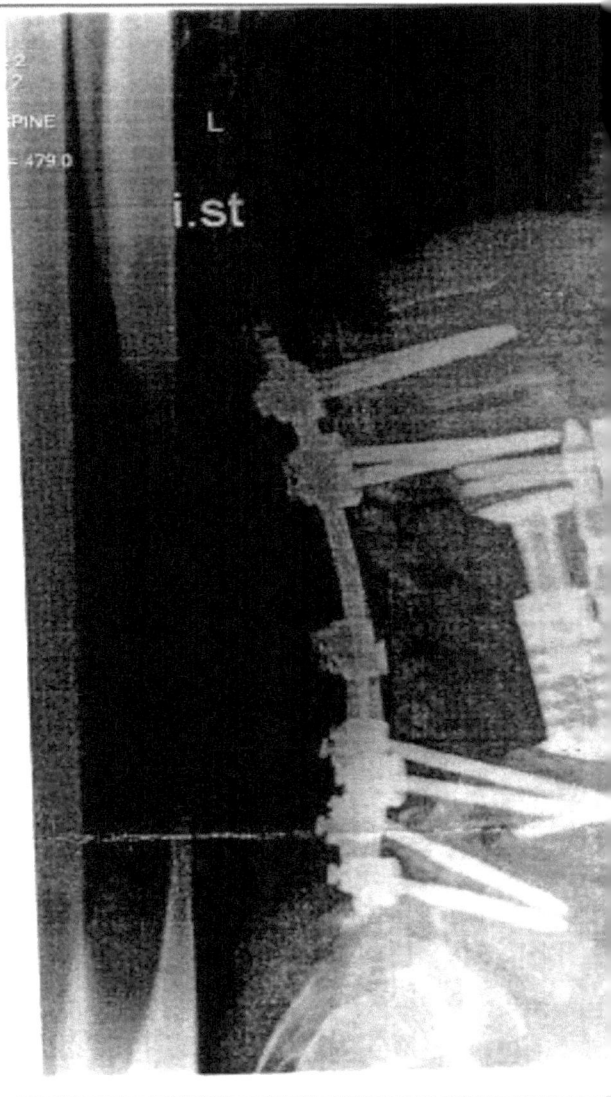

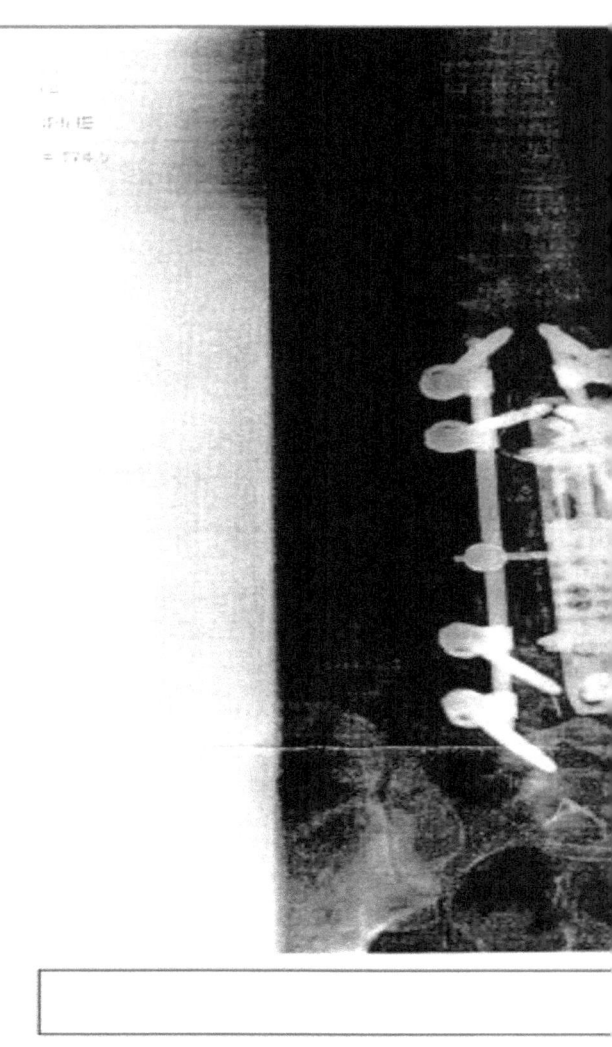

Der Arzt fuhr fort, dass ich eine große Wunde am Bauch habe und mich möglichst wenig bewegen soll. Ich wunderte mich ein wenig, weil ich keine Empfindung unterhalb meines Kopfes hatte. Die Schmerzmittel kannte ich schon von der ersten Operation. Ich bekomme davon alle 2 Minuten etwas automatisch in meine Venen gejagt. Eine sehr positive Erinnerung, weil das verdammt geiles Zeug war. Diese Maschine hat immer leise gepiept kurz bevor ein Schuss davon in meine Vene kam, es war ein super tolles Gefühl. Nicht umsonst macht es schnell abhängig wie ich bemerkte. Er sagte noch, dass ich erst einmal auf der Intensivstation bleiben werde.

Danach kam eine Schwester und sagte, dass wir versuchen sollten mit dem Kostaufbau zu beginnen. Sie fütterte mich mit einem Joghurt. 1 Löffel und ich fing an zu würgen. Mein Bauch schmerzte trotz Schmerzmittel wie sau. Sie hatten mir die Bauchmuskeln durchtrennt und beim Würgen benutzt man diese. Ich müsste wenigstens ein paar Löffel davon essen sagte sie mit Nachdruck. „Drücken sie mir erstmal ein bisschen mehr von diesem Schmerzmittel rein und geben Sie mir etwas zu trinken", sagte ich. Sie erwiderte, dass ich nichts trinken dürfe, nahm ihren Joghurt und ging fort. Später bekam ich Besuch von Lara. Sie erzählte mir, dass die Ärzte sie nicht früher zu mir gelassen haben, weil ich sehr viel Ruhe brauche. Sie durfte auch nur eine halbe Stunde bleiben. In dieser Zeit machte sie auf mich einen ängstlichen Eindruck. Das lag mit Sicherheit an meinem Anblick und den vielen Geräten, an denen ich angeschlossen war. Kurz nachdem sie ging, schlief ich ein. Ich wachte mit riesen Schmerzen im Bauch schreiend wieder auf und ein Pfleger stand vor mir. Er sah mich nicht einmal an, unterhielt sich mit seinem Kollegen der 2 Meter weiter bei einem anderen Patienten stand. Er fummelte weiter desinteressiert an mir herum. Ich hatte dabei so unerträgliche Schmerzen, dass ich mit meiner Hand auf seinem Arm herum schlug. Das war für mich ein sehr großer Kraftaufwand. Endlich bemerkte er, dass es für mich sehr schmerzhaft und unangenehm war. Er sagte, dass er mich waschen müsste. Es fühlte sich so an, als würde er meinen Unterleib abtrennen. Es war schwabbelig, eklig und sehr schmerzhaft. Was ich nicht wusste ist, dass ich einen Bauchgurt trug der die Wunde zusammenhielt. Ich wurde einmal in der Mitte aufgetrennt und mit Nadel und Faden zusammengenäht. Dieser Bauchgurt sollte den Heilungsprozess fördern. Der Pfleger hatte diesen wohl einfach gelöst um mich dort zu waschen. Da ich schlief, habe ich mich erschrocken und dabei meine Bauchmuskeln so sehr angespannt, dass ich einen Krampf bekam. Ich dachte meine inneren Organe würden gerade aus mir heraus platzen. Die Schmerzen waren so heftig, dass ich kurze Zeit in einen Ohnmächtigkeitszustand fiel. Ich wurde aber relativ schnell wieder wach und schrie ihn an, dass er sich verpissen soll. Ich sagte, dass wenn ich wieder aufrecht laufen kann, ich wiederkommen werde und ihm was in die Schnauze haue. Ich war in einigen Situationen ein durchaus nerviger, ätzender und anstrengender Patient aber einige Pflegedienstkräfte sollten sich mal überlegen wie sie behandelt werden wollen würden, wenn sie dort liegen. Dieser abartige Mensch hat mich übrigens nicht mehr gepflegt oder gegrüßt. Auf dieser Intensivstation war es so, dass Patient an Patient durch eine Trennwand abgesondert nebeneinander lagen, sodass jeder meinen durchaus berechtigten Wutanfall mitbekam, dachte ich. Der Mensch neben mir bekam Besuch von seiner Frau, sie verabschiedete sich von ihm und weinte. Er war tot und anscheinend Organspender. Er war an die gleichen Maschinen angeschlossen wie ich, nur lief zusätzlich noch ein Beatmungsgerät. Kurz nachdem sie ging kamen 3 Männer in weißen Mänteln und schnitten ihn auf, neben mir. Zum Glück konnte ich nur an die Decke starren, weil ich mich nicht bewegen konnte. Aber diese Geräusche werde ich wohl nicht wieder vergessen. Ihren Worten nach zu urteilen wollten sie seine Lunge herausholen und einem anderen Patienten transplantieren. Ich dachte bis zu diesem Tag immer, dass man sowas in einem OP-Saal macht. Ich hörte Dinge wie: „Oh der Manfred war wohl starker Raucher." oder „Die Lunge ist aber nicht mehr so gut." Ich bekam mit, dass sie völlig überbelegt waren und wir deswegen quasi auf dem Gang der Intensivstation lagen. Wahrscheinlich wurde aus diesem Grund der Mann auch dort aufgeschnitten. Als sie mit der Lunge verschwanden wurde mir anders. Mir war bewusst, obwohl ich nichts sehen konnte, dass neben mir ein toter Mann mit geöffnetem Oberkörper liegt dem die Lunge fehlt. Ich habe heute noch die Geräusche und den Geruch im Kopf.

Als ich mich endlich ein wenig beruhigt hatte, versuchte ich zu schlafen. Ich wurde erneut wach mit den unsagbar heftigen Schmerzen. Meine Bauchmuskeln habe ich wieder versucht anzuspannen, weil eine Putzfrau mit voller Wucht mit ihrem Putzwagen gegen mein Bett gefahren ist. Das sie mir große Schmerzen bereitet hatte, bemerkte sie nicht. Sie kam noch ein paar Mal mit ihrem Schrubber gegen mein Bett, sodass mein Puls weiter stieg, da sie mich damit sehr aggressiv machte. Die Maschine hinter mir gab Alarm weil mein Puls sich extrem erhöhte und die Schwester kam. Sie gab mir noch einen Schuss von dem Schmerzmittel zusätzlich in die Vene und unternahm sonst nichts. Die Putzfrau war dies anscheinend gewohnt und fand dem keinerlei Beachtung. Sie kam noch ein paar Male mit ihrem Schrubber gegen sämtliche Betten. Es war einfach nur unfassbar erschreckend, wie egal und gleichgültig ich manchen Menschen war. Das gilt natürlich nicht nur für mich, ich empfand es nur in dieser Situation so. Als ich auch diese Nacht fast schlaflos überstand, kam am nächsten Morgen eine junge Frau zu mir und machte mit mir erste physiotherapeutische Übungen. Sie nahm mein Bein und knickte es immer wieder ein. Ich durfte auch nach 3 Tagen das erste Mal mit einem Schluck Wasser meinen Mund ausspülen aber nichts davon trinken. Ich habe mich seit 3 Tagen nach einem Glas Wasser gesehnt wie noch nie in meinem Leben. Seit dieser Erfahrung habe ich immer eine Flasche Wasser dabei. Durst ist eine der schlimmsten Dinge die ich kennenlernen musste, ich würde es sogar vor den Schmerzen einstufen. Eine absolute Foltermethode. Die Physiotherapeutin brachte mir auch ein Lungenübungsgerät mit, denn ich war immer noch sehr kurzatmig. Sie zeigte es mir und ich sollte damit mehrmals am Tag selbstständig üben. Das war mir allerdings meistens zu anstrengend.

Sie besuchte mich nun regelmäßig und so sollte ich am nächsten Tag auf der Bettkante sitzen. Natürlich mit Hilfe. Eine komische Vorstellung, denn ich hatte bereits 11 Tage in dieser liegenden Position verbracht und hatte echt Angst davor. Ich habe nicht gewusst wie schnell sich Muskeln abbauen und war sehr erschrocken davor, dass ich keinerlei Muskeln mehr in den Oberschenkeln hatte. Sie drückten und zogen mich mit 4 Leuten hoch. Ich saß in mich zusammengefallen auf der Bettkante während mich 4 Leute festhielten. Ich hatte Schweiß auf der Stirn und mein Kreislauf war total im Keller. Mir war schwindelig, alles drehte sich und mir war kotzübel. Diese Position konnte ich 3 Minuten aushalten, sie mussten mich dann wieder hinlegen. Ich war fassungslos darüber, dass ich jetzt total geschafft davon war und musste erstmal ein paar Stunden schlafen. Zu diesem Zeitpunkt habe ich gedacht nie wieder laufen zu können, weil es einfach so aussichtslos war. Heute bewege ich mich übrigens mehr als die meisten Menschen in meinem Umfeld. Ich gehe täglich 4-10km spazieren und fahre Fahrrad. Damals eine unmögliche Vorstellung für mich und alle Beteiligten. Das hat natürlich viel Training erfordert und war ein sehr harter, langer Weg. Heute sporne ich mich selber damit an. Ich finde es einfach geil alles wieder zu können und freue mich über jeden Schritt.

Nach 4 oder 5 Tagen wurde ich auf die Zwischenintensivstation verlegt. So genau kann ich das nicht mehr sagen, weil mein Tag- und Nacht Rhythmus total durcheinander war und ich nicht mal den Wochentag wusste. Die Zwischenintensivstation ist eine Überwachungsstation nach schwerwiegenden Operationen. Ich hatte dort ein sehr schönes Einzelzimmer und wurde dort gut behandelt. Ich konnte dort durch einen Druckknopf selbst bestimmen wieviel Schmerzmittel ich haben möchte. Das war ziemlich cool. Natürlich war dies begrenzt und irgendwann leer. Auf dieser Station kam mich auch Laras Familie besuchen. Ich glaube, dass sie ziemlich erschrocken von meinem Anblick waren. Jedenfalls sah es danach aus. Ich empfand den Besuch als sehr hilfreich in meiner anfänglichen Genesungsphase. Dort entdeckte Lara am Hacken meines Fußes eine offene Stelle. Ich hatte einen sog. Dekubitus. Dieser entsteht durch falsche Lagerung bei längerem Liegen. Bei älteren Menschen kann es passieren, dass sowas nie wieder abheilt und es kann sogar zu ernstzunehmenden Infektionen kommen. Bei mir ist es wohl entstanden, weil ich über 17 Stunden operiert wurde und der Fuß auf einem harten Untergrund lag. Lara war außer sich vor Entsetzen und hat zur Klärung das Schwesternzimmer aufgesucht. Sowas darf heutzutage nämlich nicht mehr vorkommen. Ich persönlich fand es nicht so schlimm. Danach erst wurde sich darum gekümmert und mein Fuß wurde verbunden und weich gelagert. Nach mehreren Streitigkeiten bekam ich ein paar Tage später sogar eine sog. Lagerungsmatratze. Das ist eine Matratze die sich elektrisch im Inneren bewegt sodass keine Druckstellen entstehen können. Diese offenen Druckstellen können nämlich überall am Körper entstehen. Am Abend habe ich einen ganzen Joghurt gegessen. Darauf war ich sehr stolz und musste es jedem mitteilen. An diesem Tag zog Lara aus dem Zimmer auf der normalen Station aus und fuhr nach Hause. Darüber war ich sehr traurig aber konnte es natürlich total nachvollziehen. Die Psyche muss auch mal etwas Schönes sehen und ich musste dort nur noch auf die Beine kommen. Das Größte war geschafft. 2 Tage musste ich auf dieser Zwischenintensiv noch verbringen und habe diese fast ausschließlich mit schlafen verbracht.

Zurück auf der normalen Stadion, bekam ich den Personalnotstand zu spüren. Lara war nicht mehr da und so war ich auf die Hilfe der Pflegedienstkräfte angewiesen. Schrecklich! Man kann den meisten Schwestern und Pflegern keinen Vorwurf machen aber da müsste sich grundlegend etwas ändern. Es wurde mir das Essen auf den Tisch 2 Meter neben mir gestellt obwohl ich nicht aufstehen konnte. Nach teilweise mehrfachem Klingeln bekam ich das Essen aufs Bett gestellt, nachdem es schon kalt war. Ich versuchte dann jeden Tag etwas zu essen und kotzte mich teilweise voll. Von den Schmerzen im Bauch beim Würgen bzw. Kotzen wegen der durchtrennten Muskeln brauche ich nichts mehr schreiben. Es hat teilweise bis zu einer Stunde gedauert bis jemand kam und mein Bett gereinigt hat, sodass das ganze Zimmer danach roch. Es waren erbärmliche Zustände, zumal ich auch wieder einen Zimmergenossen hatte der einiges aushalten musste. Die

Ärzte sagten, dass ich etwas essen müsste um sicherzugehen das mein Magen-Darm Bereich funktioniert, weil dieser während der Operation neben mir lag. Vorher würde ich auf keinen Fall entlassen werden. Naja dachte ich, ist ja noch lange hin. Es klappte aber morgens, mittags und abends nicht mit der Nahrungsaufnahme. Über Wochen, weit über den Krankenhausaufenthalt hinaus. Die Putzfrau auf dieser Station war eine dicke Frau mit Akzent und großer Klappe. Warum ist dies eigentlich immer so klischeehaft? Sie nahm einen Lappen für alles. Ich beobachtete jeden Tag wie sie in dieser Reihenfolge über die Gegenstände wischte: Zuerst über den Bilderrahmen an der Wand. Danach über meinen Nachtschrank, über die Türen vom Wandschrank. Dann ging sie meistens ins Bad, ich konnte leider nicht sehen was sie mit dem Lappen dort trieb aber ich kann es mir denken, weil sie nur diese 5 min jeden Tag im Zimmer war. Zu guter Letzt wischte sie immer den Desinfektionsspender mit diesem Lappen ab! Reudig! Ich habe es nur einmal erlebt, dass sie den Boden gewischt hat. Und ich war 2 Wochen am Stück nur in diesem Zimmer. Nur mal so am Rande der Story…Zustand in einem Universitätsklinikum!

Um meinem Darm einen Tritt zu geben, bat ich die Schwester um einen Einlauf. Es gibt nichts Unmenschlicheres als ein Einlauf zu bekommen wenn man an der Wirbelsäule operiert worden ist. Man muss sich heutzutage wirklich noch auf eine Pfanne setzen? Warum gibt es kein Bett mit Loch in der Mitte? Um mich auf diese Pfanne zu setzen, mussten sie mich mit 4 Leuten „onblock" zur Seite drehen (Das bedeutet einfach nur das Ober- und Unterkörper gleichzeitig bewegt werden sollen). Danach den Einlauf rein und wenn es geht direkt auf die Pfanne setzen. Die Wirbelsäule ist verkrümmt, wenn etwas unter einem liegt. Das geht aber bei mir nicht wegen der Versteifung durch die Metallstreben. Außerdem hat es sehr unangenehme Schmerzen verursacht. Nach 3 Minuten des Zurückhaltens, ließ ich einfach los und es plätscherte in die Pfanne. Leider mehr als reinpasst. Ich saß in meiner Scheiße. Nach mehrmaligem Klingeln von mir und von meinem Bettnachbarn (er fing an zu würgen) kam nach einer halben Stunde (!) eine andere Schwester und stellte fest, dass es hier aber sehr stinken würde. Man fühlt sich klasse! Die Fenster konnte man nicht öffnen also ließ sie die Tür offen stehen sodass alle etwas davon hatten. Vorbeilaufende Leute starrten natürlich auch hinein. Nachdem sie das festgestellt hatte, habe ich ihr mitteilen müssen, dass sie mich „onblock" lagern muss, weil ich an der Wirbelsäule operiert wurden bin. Sie stellte weiter richtig fest, dass sie das nicht alleine kann. Also ging sie wieder und holte 2 ihrer Kollegen. Dies hat eine weitere halbe Stunde gedauert, weil sie „zu tun" gehabt hätten. Danach lagerten sie mich wieder zur Seite, kippten die Pfanne kurz an, weil sie diese sonst nicht unter meinem Arsch weg bekamen. Es schwappte natürlich noch mehr von der Suppe in mein Bett. Am Rand war es auch garantiert aufgrund der verstrichenen Zeit schon festgetrocknet. Sie mussten danach mein Bett neu beziehen während ich darin lag. Übrigens war während des gesamten Vorgangs mein Bettnachbar auch im Zimmer und mein Arsch zeigte immer in seine Richtung wenn sie mich lagerten. Seine Frau ist zum Glück aus Respekt rausgegangen, kam aber kurz nachdem ich den Akt vollzogen hatte wieder zurück in das extrem stinkende Zimmer. Schamgrenzen gibt es seitdem für mich nicht mehr. Ich versuchte zu schlafen und den Tag irgendwie rum zu bekommen. Fernsehen, Zeitungen, Bücher etc. interessierten mich überhaupt nicht mehr. Ich hatte zu nichts mehr Lust und war am Tiefpunkt meiner Krankheit angekommen. Zu diesem Zeitpunkt ging es mir richtig schlecht. Die kleinen Besuche von Lara, ihrer Schwester und Mutter sowie einiger Freunde zwischendurch motivierten mich jedoch sehr. Danke, dass ihr da wart! Ich habe dadurch immer wieder neue Energie gewonnen um das alles durchzustehen. Obwohl es manchmal nicht so aussah, habe ich mich sehr über euch gefreut. Ich musste aus diesem Tief raus und dazu habt ihr ein großes Stück beigetragen, danke!

Am nächsten Tag lernte ich den Physiotherapeuten der Station kennen. Er machte mit mir einige Entspannungsübungen für die Beine im Bett und sagte, wir würden uns jetzt jeden Tag sehen. Den Tag darauf meinte er schon, dass ich morgen aufstehen soll. Zudem führte er jeden Tag eine Trigger-Therapie in Höhe der Operationsfläche durch. Dies ist eine sehr schmerzhafte Therapiemaßnahme zur Schmerzlinderung bzw. Bewältigung. Übrigens auch ohne Operation. Er nahm dabei beide Hände und drückte jeweils die Daumen mit voller Kraft auf die schmerzhafte Stelle. Ich schrie vor Schmerzen laut: „Du Arschloch, lass mich in Ruhe!", sodass es mit Sicherheit die ganze Station hören konnte. Er hörte nie auf sondern sagte immer: „Ja beleidigen Sie mich, das ist Schmerzbewältigung." Völlig unsinnig wie ich heute weiß, denn diese Qual hätte nicht sein müssen. Dieser kack Typ hat voll in die Wunde gedrückt. Ich weiß nicht was dieser Mann so in seiner Freizeit treibt, es wäre auf jeden Fall auch ein Kandidat für einen Schlag in die

Fresse gewesen, wenn ich ihn angetroffen hätte bei meinem späteren Besuch in 2014.

Der Tag war gekommen, ich musste aufstehen. „Zurück ins Leben, auf geht´s!", mit diesen Worten begrüßte mich der Therapeut. Ich war völlig unmotiviert auch nur irgendetwas zu tun. Ich war an einem Punkt angekommen fast aufzugeben. Auf der Zielgeraden. In dieser Situation war ich bereit mit einer Flasche auf den Therapeuten zu werfen. Mir war alles völlig egal. Ich habe auch nicht einmal mehr den Versuch unternommen etwas zu essen. Ich grübelte viel und stellte mir selber Fragen. Folgen weitere Operationen? Hat der Krebs weitergefressen? Werde ich je wieder laufen können? Was wenn nicht? Kann ich irgendwann wieder normal essen? Bin ich impotent? Was wenn ja? Bleibt Lara bei mir? Werde ich noch Dinge tun können die ich liebe? Kann ich noch auf Konzerte/Festivals? Warum melden sich einige Leute nicht mehr bei mir? Bin ich unwichtig? Warum streiten sich so viele Menschen um belanglose Dinge? Warum ändert niemand etwas an dieser Konsumgesellschaft? Warum folgen so viele dem anderen? Warum habe ich so viel gearbeitet? Wie werde ich meinen Lebensunterhalt in Zukunft sichern? Warum leben wir in so einer kranken Welt? Warum setzen so viele Menschen das Streben nach Glück, dem Streben nach eigenem Haus, Auto, Boot und anderen materiellen Dingen gleich bzw. vor? Warum denken Menschen nicht über die Dinge nach, die sie tun sondern laufen irgendwelchen gesellschaftlichen Verpflichtungen oder Idealen nach? Warum weiß kaum einer was er wirklich will? Wo ist der Sinn?

Ich habe in dieser Zeit Antworten gesucht, teilweise gefunden und meine Ziele neu gesteckt bzw. Prioritäten geordnet. Ich finde, über einige dieser Fragen kann jeder einmal nachdenken. Dazu braucht sich niemand 2 Wirbelkörper entfernen lassen.

Übrigens ist der Physiotherapeut an diesem Tag auch relativ schnell gegangen, weil er gemerkt hat, dass ich nicht will. Allerdings ließ er sich nicht unterkriegen und kam an dem darauffolgenden Tag erneut. Diesmal dachte ich nicht lange nach und willigte schnell ein. Pflegehelfer Mustafa kam zur Hilfe und sie richteten mich auf. Ich saß auf der Bettkante und alles drehte sich. Aus eigener Kraft konnte ich mich jedoch nicht halten. Mein Kopf fiel sogar herunter und ich musste mich zwingen ihn aus eigener Kraft zu heben. Quasi wie bei einem Säugling, dem man den Kopf halten muss. Ich sollte nach vorne gucken und mich auf einen Punkt in der Ferne konzentrieren damit mein Kreislauf sich stabilisiert. Nach nur 3 Minuten gab ich auf und sie legten mich wieder hin. Er sagte, das wiederholen wir morgen nochmal. Ich war absolut geschafft und bin direkt eingeschlafen. Es war so als wäre ich gerade 50km einen Berg rauf gewandert. Um meine Leistung nochmal zu verdeutlichen, hier heute in der Reha: 7 Uhr morgens für 1 Stunde walken gewesen, danach war ich eine Stunde schwimmen bzw. bei der Wassergymnastik, bin 15km Fahrrad gefahren, hab 1 Stunde Kraftsport gemacht und 2 Stunden Tischtennis gespielt. Jetzt schreibe ich noch an dieser

Geschichte weiter. Darauf bin ich schon ein wenig stolz.

Der Therapeut ließ nicht locker und kam auch am nächsten Tag. Diesmal setzte er mich mit der Hilfe von 2 Pflegern auf den Stuhl am Fenster. Es drehte sich wieder alles aber dieses Gefühl auf einem Stuhl zu sitzen war richtig gut. Er sagte, dass ich da erstmal sitzen soll damit mein Kreislauf sich verbessert und ging in ein anderes Zimmer zum nächsten Patienten. Kurz nachdem er gegangen war, neigte sich mein Kopf, weil ich keine Kraft mehr hatte ihn zu halten. Anscheinend hatte ich keinerlei Muskeln mehr. Es war für mich extrem anstrengend dort zu sitzen und wollte nichts sehnlicher als zurück ins Bett. Nach einiger Zeit kamen sie wieder und drapierten mich zurück in die Waagerechte. Von Tag zu Tag wurde es ein Stückchen mehr. Zu dieser Zeit habe ich allerdings nicht einen Gedanken daran verschwendet was ich später einmal leisten könnte bzw. heute leiste. Es vergingen einige Tage mit den eben beschriebenen Abläufen und so

kam der Tag als er mit einem großen Gestell
in mein Zimmer rollte. Es war ein Geh-
Wagen, er war ca. 1,60m groß mit Armliege-
flächen und Rollen drunter. Ich sollte daran
selbstständig stehen. Er holte ein paar Pfleger und eine Schwester und sie richteten
mich auf, zuerst wieder auf die Bettkante.
Nachdem ich dort einige Zeit saß sollte ich
versuchen mich an diesem Ding hochzuzie-
hen. Das klappte aber nicht und so halfen sie
mir mich aufzurichten. Einer drückte dabei
mit beiden Fäusten auf meine Knie, zwei
hielten mich an den Armen fest und die
Schwester hielt den Wagen. Ich legte beide
Arme auf den Wagen und versuchte mich zu
halten. Der Schweiß lief mir ins Gesicht, es
war für mich Ausdauersport. Mein Puls war
bei gefühlten 200 aber ich stand und es war
geil. Mein Bettnachbar klatschte, ein etwas
beschämendes Gefühl für einen 29 Jährigen.
Trotz allem hat mir diese Situation Kraft gegeben. Ich war total stolz auf mich und habe
den Entschluss gefasst morgen ein paar
Schritte laufen zu wollen. Außerdem bemerkte ich einige Dinge, die ich vorher ir-

gendwie ausgeblendet hatte. Ich habe sehr sehr unangenehm gerochen und so bat ich die Schwester am Morgen danach um meine Zahnbürste und darum mich zu waschen. Dies hatte ich nämlich, genau wie die Versuche zu essen, tagelang abgelehnt. Außerdem schaffte ich es, ein Bissen von dem Brötchen mit Marmelade herunterzuschlucken. Würgen musste ich zwar aber das kotzen blieb aus. Mehr ging allerdings nicht. Nach dem Waschvorgang fühlte ich mich gut und bereit aufzustehen. Vorher war noch Chefarztvisite und der Professor teilte mir die pathologischen Befunde mit. Alles das, was sie aus meinem Körper geholt hatten, wurde genauestens mikroskopisch untersucht. Kein Anzeichen von Malignität. Das Gewebe war alles zu 100% tumorfrei! Dieses Gefühl war unbeschreiblich. Party in meinem Kopf! Es war so unglaublich schön zu hören. Endlich sah ich Licht am Ende des Tunnels. Ich glaube, dass ich meine Freude jedem sofort mitteilen musste. Ich habe etliche Nachrichten an fast alle Menschen geschrieben die ich kenne. Ein toller Moment, an den ich mich gerne zurückerinnere. Es kehrte langsam wieder Leben in mir ein. Ich wollte jetzt und gleich los. Der Physiotherapeut erkannte mich am nächsten Tag auch kaum wieder. Ich teilte ihm mit, dass ich heute laufen werde und nächste Woche hier ausziehe. Er lachte nur in sich hinein. Sie stellten mich wieder an diesen Geh-Wagen und ich legte die Arme auf diese Hilfsflächen. Diesmal brauchte keiner auf meine Knie drücken, ich stand fest. Zwar auch wieder schweißnass aber immerhin. Ich setzte ein Fuß vor und schob den Wagen ein Stück vor, dann den anderen Fuß usw. Ohne Hilfe, der Therapeut stand nur schützend hinter mir falls ich fallen sollte. Ich ging von meinem Bett bis zur Tür und zurück, es waren vielleicht 3m. Es war verdammt anstrengend. Danach habe ich 3 Stunden geschlafen aber war glücklich. In dieser Nacht bekam ich einige Wadenkrämpfe und die Muskeln meldeten auch eine Überstrapazierung. Sie äußerte sich in Form von Muskelkater und Muskelzucken. Einen Tag später sagte ich dem Arzt, dass er doch bitte alle Tabletten absetzen soll, weil ich keine mehr nehmen werde. Er sagte, dass wir es langsam versuchen können die Dosis zu reduzieren aber nicht sofort absetzen. Keiner kontrollierte ob ich die Tabletten auch nehme, also tat ich es auch nicht mehr. So bin ich. Ich sammelte sie in einer Schublade. Nach ein paar Tagen musste ich jedoch einsehen, dass ich noch nicht ganz ohne Schmerzmittel auskam und ließ mir noch das ein oder andere Mal Dipidolor (Wirkstoff: Piritramid, BTM) in die Venen spritzen, weil es Schmerzen innerhalb weniger Sekunden ausschaltet und einfach ein geiles Gefühl macht. Ich wusste, dass man davon sehr schnell abhängig werden kann. War aber der Meinung, dies im Griff zu haben, weil ich die Tabletten weg ließ. Keiner fragte je nach ob ich das wirklich brauche. Die letzten Male hab ich es nicht gebraucht. Ich habe jede Tagesdosis genommen, die mir angeboten wurde. Ich war davon abhängig. Wenn es frei käuflich wäre, hätte ich es mir heute bestimmt schon besorgt und wäre niemals davon losgekommen.

Nach ein paar Tagen der Übung, schaffte ich es bereits mit dieser Gehhilfe und dem Therapeuten bis zum Schwesternzimmer zu gehen. Die Strecke betrug ca. 30m. Das erste Mal als ich dort ankam, gratulierten mir sogar alle und ich hörte 2 Schwestern sagen, dass sie niemals gedacht hätten mich nochmal laufen zu sehen. Der Schweiß lief immer heftiger aber mein Kopf wollte mehr, nur mein Körper hat mir dabei immer wieder Grenzen gezeigt und so kam es, dass wir erstmal nur diese kleine Strecke jeden Tag einmal gegangen sind. Für so eine Strecke habe ich schon mal 1 Stunde gebraucht. Nach weiteren 4 oder 5 Tagen ging er mit mir auch in den Hauptflur und wir schlichen zur anderen Station und zurück. Es war richtig harte Arbeit. Ich hatte vorher noch niemals so heftig geschwitzt. Nach einiger Zeit sollte ich ohne die Hilfe des Wagens gehen. Meine Arme sollten quasi über der Auflagefläche für die Arme schweben. Dies bekam ich bis zur Entlassung nur mäßig hin. Auch das Treppensteigen hat nicht bis überhaupt nicht funktioniert. Trotzdem wollte ich nach Hause in mein gewohntes Umfeld, um mich dort zu erholen. Die Ärzte hielten weiter daran fest, dass mein Magen-Darm-Trakt funktionieren muss. Zu diesem Zeitpunkt hatte sich mein Gewicht auf 68kg reduziert. Ich versuchte mich jeden Tag mehrmals zu zwingen etwas zu essen. Es klappte einfach nicht. Ein Unbeteiligter kann sich das kaum vorstellen. Heute fällt es mir selbst schwer mich daran zu erinnern, weil ich so gerne esse. Schon ein kleiner Löffel Suppe in meinem Mund sorgte für einen extremen Würganfall. Es war, als wenn der Körper Nahrung abstoßen will. Ich bekam diese hochkalorischen Drinks zum Trinken um Energie zu bekommen. Ein Schluck davon in meinem Mund löste ebenfalls diesen Würgereiz aus. Ich verzweifelte. An diesem Tag kam auch eine Frau vom Sozialdienst und besprach mit mir die Vorgehensweise zur Beantragung eines Schwerbehindertenausweises und einer Anschlussheilbehandlung (kurz: AHB) in einer Kureinrichtung. Diese müsste spätestens 2 Wochen nach dem Krankenhausaufenthalt angetreten werden. Super dachte ich, nochmal 3-6 Wochen nicht zu Hause. Ich entschied mich aufgrund der Nähe zu meinem Wohnort für eine Fachklinik für Onkologie. Ich unterschrieb diesen Antrag und sie regelte alles Weitere. Am Abend wollte ich nach 4 Wochen das erste Mal wieder duschen gehen. Keiner kann sich diese Strapazen vorstellen. Es war für mich und für die Schwestern ein enormer Kraftakt. Am Ende allerdings frisch geduscht im Bett zu liegen ist unbezahlbar. Ich habe seit Wochen das erste Mal nicht gestunken.

Derzeit plante meine Mutter mich am 3. Oktober 2013 besuchen zu kommen. Dies sah ich für mich als Chance zur Entlassung, weil dies ein Feiertag war und sie mich mit nach Hause nehmen könnte. Es waren noch ein paar Tage Zeit und so erzählte ich dem Arzt von meinem Vorhaben. Ich schwindelte ihn an und sagte, dass ich schon ein oder zwei Bissen gegessen hätte und auch schon festen Stuhlgang gehabt habe. Die Schwester habe ich vorher übrigens involviert und ge-schmiert. Kacken war ich – aber nicht fest. An diesem Tag kam auch das erste Mal die Psychologin in mein Zimmer und entschuldigte sich für ihr spätes Erscheinen. Sie hat Urlaub gehabt. Toll, dachte ich. Während ich aufgeklappt auf dem Tisch lag, hat sie sich gesonnt und Cocktails am Meer gesoffen. Ich war wütend auf das ganze System. Da hatte ich seit einem halben Jahr Krebs, habe traumatische Erlebnisse hinter mir und sie hatte Urlaub. Ich bat sie wieder zu gehen – mit Nachdruck. Der Tag der eventuellen Entlassung rückte näher und es sollte klappen, ich durfte am 3. Oktober 2013 nach Hause. Meine Mutter und ihr Freund kamen um mich zu holen. Ich setzte mich ziemlich wackelig in einen Rollstuhl und wir verließen die Station. Draußen habe ich erstmal ziemlich tief durchgeatmet, ich hatte seit über 3 Wochen keine frische Luft gerochen. Ich erinnere mich ziemlich gut an diesem Moment, weil er so unbeschreiblich geil war. Es roch nach Leben!

10.

Kapitel – Zu Hause

Das kleine Stück vom Krankenhaus zum Auto wollte ich laufen und so ließen wir den Rollstuhl stehen. Das war sau anstrengend. Ich war ziemlich geschafft, ließ mir aber auf der Rückfahrt nichts anmerken und genoss die Fahrt. Zu Hause angekommen, überlegte ich mir wie ich wohl die Treppe rauf komme. Es hat sehr lange gedauert aber mit dem Geländer und etwas Lebensmut ging es. Gewohnte Umgebung und Lara, es war schöner als alle Geburtstage und Weihnachten zusammen. Meine erste Handlung war es, eine CD einzulegen und den Nachbarn zu zeigen, dass ich wieder zu Hause bin. Ich hatte es verdammt vermisst. Ich schlief die erste Nacht 12 Stunden durch. Am nächsten Tag hatte ich auch schon Post von der Rehaklinik, ich sollte in 12 Tagen dort sein. Ich freute mich auf 12 Tage zu Hause wie ein kleines Kind. Lara organisierte einen Pflegedienst, der mir jeden Tag eine Thrombose Spritze verpassen sollte. Eigentlich vegetierte ich nur so auf dem Sofa herum aber es war einfach wundervoll. Keine nervige Putzfrau, keiner der schnarcht oder mich sonst wie wach hält, einfach Ruhe und Zeit für uns – Genesungszeit. Lara kümmerte sich super um mich und ging vormittags arbeiten. Sie versuchte alles, damit ich etwas essen konnte. Sie kochte mir tolle Dinge, von denen ich meistens nichts gegessen habe, weil ich nicht konnte. Ich kann mich noch an Nudeln erinnern, die sie mir kochte. Sie servierte mir diese in einer kleinen Schüssel, es war eine Hand voll. Ich aß 3 Nudeln, schluckte sie auch runter und kotzte sie danach wieder in die Schale. Lara hat in dieser Zeit sehr viel mitgemacht. Alle 2 Tage hat sie mich gezwungen unter die Dusche zu gehen. Sie stellte dazu einen kleinen Hocker in die Dusche und passte meistens auf, dass ich dabei nicht ausrutsche. Diese 2 Wochen waren eine weitere große Bewährungsprobe für unsere Beziehung.

Ich organisierte in dieser kurzen Zeit auch eine Physiotherapeutin, die mich 3x in der Woche zu Hause besuchte. Ich wollte loslaufen – jetzt.

Es kamen in diesen 2 Wochen viele Freunde, Bekannte, Verwandte und auch Arbeitskollegen zu Besuch, es hat mich sehr gefreut und aufgebaut. Danke!

11.
Kapitel – Anschlussheilbehandlung (AHB)

Am 16. Oktober 2013 trat ich meine Anschlussheilbehandlung in einer Fachklinik für Onkologie an. Ich bekam ein kleines

Zimmer mit einem schönen behindertengerechten Badezimmer im ersten Stock des Hauses. Hierfür war ich absolut noch nicht bereit, ich wollte zu Hause bleiben. In dieser Klinik waren zu 95% Menschen die über 60 Jahre alt waren. Ich war dort die absolute Ausnahme. Ich nahm, als ich mich auf den Weg zur ersten Mahlzeit machte, meinen Duschhocker mit. Ich musste dazu nämlich einen langen Flur entlang gehen und konnte es noch nicht ohne mehrere Zwischenstopps um mich zu setzen. Zum Glück gab es einen Fahrstuhl zum Speisesaal. Ich wurde an einen Tisch gebracht, an dem verschiedene Menschen mit ganz unterschiedlicheren Charakteren saßen. Mit einer Krebserkrankung geht nämlich jeder anders um. Eine Frau mit Tuch auf dem Kopf, anscheinend keine Haare mehr. Sie erzählte mir sofort von den bösen Plastikflaschen und dass ihr Krebs daher kommt. Eine andere Frau, sie war schüchtern und bekam die Lippen nicht auseinander. Ebenfalls am Tisch saßen 2 Männer die sich über Fußball unterhielten. Ich hatte während meiner Zeit dort nur zeitweise bei den Mahlzeiten mit ihnen zu tun. Einer von ihnen fragte mich sofort was der Hocker soll. Ich schilderte kurz den Grund meiner Anwesenheit und er sagte ich solle mir hierfür einen Rolator von der Einrichtung leihen. Ich? Mit 29 Jahren? Hm ist vielleicht wirklich besser, dachte ich. Ich erklärte noch kurz, dass es sein könnte, dass ich mich am Tisch übergeben muss und teilte ihnen natürlich auch den Grund dafür mit. Kein schönes Gefühl. Ich traute mich also noch weniger etwas zu essen. Vor fremden Menschen würgen ist nämlich nicht wirklich schön. Die Tage wurden teilweise sehr lang, weil ich ganz viel Langeweile hatte und mein zu Hause sehr vermisste. Ich schlief sehr viel. Sogar einige meiner Anwendungen verschlief ich. Ich kam extrem runter und hatte viel Zeit zum nachdenken. Ich hatte Krebs – da wurde es mir bewusst. Es ist ein Phänomen aber ich hatte es jetzt erst realisiert. Die Gedanken schweifen aus und sind teilweise unerträglich. Ich konnte nicht richtig gehen und jeder kleine Weg war sau anstrengend. Nach ein paar Tagen Eingewöhnung konnte ich noch immer nichts essen. Eine viertel Scheibe Brot am Tag habe ich im Höchstfall geschafft. Ich grübbelte viel und machte jeden Arzt dort verrückt. Ich trieb es soweit, dass ich eine Magenspiegelung unter Vollnarkose im Örtlichen Krankenhaus bekam. Es war alles in bester Ordnung.

Die Ernährungsberaterinnen waren ziemlich überfordert und gaben mir einige Sorten von hochkalorischen Drinks zur Ernährung. Ich musste davon ebenfalls würgen. Diese Dinger sind sau eklig.

Ich möchte jetzt nicht auf jedes Detail eingehen. Zusammenfassend ist zusagen, dass ich dort einige Muskeln wieder aktivieren konnte und ich rückblickend sagen kann, dass es mir viel gebracht hat. Das habe ich damals anders gesehen. Auf einer AHB ist das „runterkommen", nachdenken, realisieren doch sehr wichtig. Im Bestfall nette Menschen mit ähnlichen Problemen treffen um sich auszutauschen bzw. vielleicht sogar von den Erfahrungen profitieren. Der erste Versuch die Psyche wieder zu ordnen war die Gruppentherapie in dieser Einrichtung. Das hat mir sehr gut getan und ich habe viele Menschen mit ähnlichen Schicksalen kennengelernt.

12.
Kapitel – Nachsorge

Das erste Mal, nach der Operation, konnte ich Weihnachten 2013 eine tellergroße Portion Nahrung zu mir nehmen. Ohne das ich würgen musste. Die Zeit bis dahin war ziemlich hart und eine extreme Belastungsprobe für mich und meine Beziehung. Gehen konnte ich nur in einer Art Schonhaltung, immer gebückt, wie ein 90 Jähriger und natürlich sehr langsam. Ich habe sehr viel Physiotherapie gemacht um dies zu ändern und musste natürlich kurze Nachsorgezeiten einhalten. Ich bin immer weitere Wege spazieren gegangen, habe wirklich hart gearbeitet und mich mit meiner Ernährung beschäftigt. Auf Drängen von mir und gegen den Rat sämtlicher Ärzte habe ich frühzeitig meine Arbeit wieder aufgenommen. Teilweise fühlte ich mich nicht gut dabei nur zu Hause zu sein und die Beziehung hat es auch belastet. Die Menschen von der Krankenkasse waren die einzigen, die wollten, dass ich meine Arbeit wieder aufnehme damit ich nicht weiter Geld koste. Ich bekam sogar einen Anruf indem es mir ans Herz gelegt wurde. Im Mai 2014 habe ich mit meiner Wiedereingliederung stundenweise in meiner Firma wieder begonnen. Ich wollte Normalität. Ziemlich verantwortungslos nach heutigem Wissen und den Erfahrungen. Auch dort konnte man mir die Strapazen des letzten Jahres aufgrund meiner „Gehbehinderung" noch gut ansehen. Ich war rein körperlich absolut noch nicht bereit dafür. Zur „Kopfgesundung" hat es aber mit ziemlich hoher Wahrscheinlichkeit beigetragen. Dabei habe ich gelernt, dass man sich selbst sehr verändert, andere sehen die Dinge noch genauso. Damals waren die zeitlichen Abstände der Nachsorge noch sehr engmaschig und ich musste alle paar Wochen zu irgendeinem Arzt. Heute muss ich alle 6 Monate zur onkologischen Nachsorge ins

Krankenhaus, um mich dort einen Tag lang durchchecken zu lassen. Die Ergebnisse bekomme ich meistens erst eine Woche später, die Zeit dazwischen ist sehr hart. Jederzeit kann das Krankenhaus anrufen, weil sie etwas gefunden haben könnten. In dieser einen Woche kann ich mich auf nichts konzentrieren, mache ständig Fehler. Ich habe Angst, schreckliche Angst.

Außerdem muss ich alle 6 Monate zur urologischen Nachsorge und natürlich auch zur orthopädischen. Spätestens 2 Monate nach der letzten Nachsorge fangen die Sorgen trotzdem wieder an. Zudem lasse ich mir im 8 Wochen Rhythmus bei meinem Hausarzt zur Bestimmung der Tumormarker und zum checken der Nierenleistung Blut abnehmen. Es beruhigt mich in der Zwischenzeit sehr.

13.
Kapitel: Jeder ist sich selbst der nächste!

Lebt gesünder bzw. bewusster, bewegt euch mehr und lasst euch nicht von den Medien verarschen! Es geht um eure Gesundheit! Lebensmittel die gesundheitsbewusst beworben werden, sind nämlich teilweise nicht einmal ansatzweise gesund, ganz im Gegenteil. Leider leben wir zunehmend auch in einer Gesellschaft in der Geld eine große Rolle spielt. Die meisten der Menschen die ich kenne, geben mehr Geld für die Reinigung ihres Autos aus, als für ihre Gesundheit. Beim Hackfleisch muss es immer das billigste sein. Ich habe Menschen gelauscht die sich damit angespornt haben etwas noch billiger zu bekommen. Bei einigen Älteren ist das leider schon zu ihrer einzigen Beschäftigung geworden. Sie treffen sich in großen Einkaufszentren im Café und vergleichen Angebote. Ich habe eine Menge Ausreden gehört sich nicht gesund zu ernähren. Sachen wie: „Wir können doch bald gar nichts mehr essen." „Das schmeckt mir nicht." „Zum Braten reicht das." „Das habe ich noch nie gemacht." „Wo soll ich anfangen?" „Da hab ich keine Lust zu." „Was soll ich denn glauben?" Menschen mögen eben keine Veränderung, alles soll möglichst immer gleich bleiben.

Es hat allerdings niemand gesagt: „Meine Gesundheit ist mir egal." Ist für mich mittlerweile dasselbe wie die die oben genannten Sätze. Wenn sich jemand nicht mit dem beschäftigt, was er täglich in sich hineinstopft, ist ihm seine Gesundheit egal oder das Bildungsniveau reicht hier nicht aus. Leider haben die meisten Menschen heute keinen eigenen Willen mehr und verkommen zu Konsummarionetten oder zu Knechten der medialen Gesellschaft. Courage fehlt auch jedem zweiten. Fast niemand ist heute mehr bereit auch nur irgendetwas zu riskieren. Warum dann die Gesundheit? Vielen ist Ansehen und Status wichtiger als alles andere, bis sie krank werden. Dann ist Veränderung vorprogrammiert und man kann sie nicht mehr steuern. Von Moral brauch ich hier gar nicht zu sprechen. Dennoch wird heutzutage jeder Diät nachgehetzt, weil wir unseren gesellschaftlichen Idealen entsprechen wollen. Die

Minderheit will ihr Gewicht aufgrund gesundheitlicher Aspekte reduzieren.

14.
Kapitel: Du bist, was du isst!

Während meiner zweiten Rehabilitation hörte ich einen hervorragenden Vortrag zum Thema Ernährung & Krebs. Diesen hat eine Ärztin gehalten, die Menschen erreicht hat und es auf den Punkt brachte. Einer fragte etwas dümmlich, wenn er gar keinen Zucker mehr essen würde, dann könnten die Krebszellen ja auch nicht weiterwachsen und würden sterben. Die Ärztin sagte nur ganz trocken: „Ja, da haben Sie Recht aber dann würden Sie auch sterben denn wir brauchen Zucker zum Leben." Dieser Mann war natürlich sauer und musste dann auch alles dementieren was die Ärztin sagte. Es war wirklich schrecklich anzusehen, dass viele Men-

schen so etwas persönlich nehmen oder so
unverständlich dumm und ignorant sind.

Wo kommen denn bitte fast alle Krankheiten
heutzutage her? Wir verkommen in einer Gesellschaft in der sich ein Mensch lieber Tabletten verschreiben lässt wenn er Schmerzen
vom Bewegungsmangel hat. Diese Leute be-
schweren sich meistens auch noch über diverse Nebenwirkungen anstatt einfach mal
vor die Tür zu gehen um sich zu bewegen.
Da kommen meist Ausreden wie: „Der Arzt
hat mir das aufgrund der Schmerzen ver-
schrieben" oder die fachliche Kompetenz
vom Arzt wird angezweifelt. Was soll der
Arzt sagen? Sie sind fett, bewegen sie sich?
Jugendliche gehen heute auch nicht mehr vor
die Tür und klingeln beim Kumpel. Es werden Nachrichten vom Bett geschrieben ob
der Kumpel Zeit hat. Kinder lernen es von
ihren Eltern was die wiederrum von ihren
Eltern gelernt haben. Die ältere Generation
ist zudem sehr beratungsresistent. Sie lassen
sich oft von Jüngeren nichts sagen. Durch
eingehende Erlebnisse in diversen Kriegen

ist das auch in gewisser Weise nachvollziehbar. Trotzdem verstehe ich nicht, warum ein älterer Mensch sich teilweise noch nie mit dem Thema Ernährung beschäftigt hat bzw. sehr wenig Wissen darüber erfahren hat. Sehr traurig.

Aus den Leuten werden Vegetarier/Veganer, weil sie mit Massentierhaltung und Hygienezuständen nicht einverstanden sind. Gesundheitsaspekte sind bei den wenigsten der Grund hierfür. Davon abgesehen ist es nicht gesund, keine tierischen Produkte zu essen. Klar ist dies ein großes Problem unserer Bevölkerung aber es hilft nicht im Ansatz Veganer zu werden. Laut mehrerer Studien sind Teilzeitvegetarier die gesündesten Menschen. Man empfiehlt zweimal in der Woche Fleisch zu essen und einmal Fisch. Die Menge spielt hierbei natürlich eine große Rolle. Mit Fleisch ist natürlich auch Wurst gemeint und jeder würde sich erschrecken wie wenig man tatsächlich essen sollte.

Krebs ist zur Volkskrankheit geworden und im Grunde sind wir selbst daran schuld. Wir können ihn besiegen, jedoch verfallen wir leider schnell in alte Verhaltensmuster. Ich selber möchte mich davon nicht freisprechen. Ich war einmal genauso dumm und ignorant. Teilweise lebe ich heute noch zeitweise sehr unvernünftig aber mit dem Unterschied des Bewusstseins. Es ist sehr bedauerlich, dass mir erst solche Erfahrungen die Augen öffnen mussten.

Heute bin ich mit meinem angeeigneten Wissen überzeugt davon, dass man diese Krankheit ausrotten könnte. Ich denke, es ist ein Zusammenspiel zwischen Ernährung (vor allem die Menge und Art), Bewegung (Sport) und Veranlagung.

Die Pharmakonzerne verdienen jährlich Milliarden mit der Herstellung von Zytostatika (medikamentöser Chemotherapie), Schmerzmittel und anderen dazugehörigen Verfahren. Da hängen mehrere Institutionen zusammen bei denen es um mehr geht als ein paar Taler. Nicht nur die Pharmaindustrie, auch Krankenkassen, Rehabilitationseinrichtungen, sowie Krankenhäuser und viele an-

dere verdienen richtig Geld mit der Erkrankung jedes einzelnen Menschen. Es gibt sogar ganz wilde Verschwörungstheorien in
denen es darum geht, Lebensmittelkonzerne
arbeiten mit den Pharmakonzernen zusammen. Meiner Meinung nach nicht abwegig,
zumal ein Ottonormalverbraucher heutzutage
immer mehr durch die Medien beeinflusst
und in gewisser Weise auch manipuliert
wird. Die „Verdummung" ist schon weit
fortgeschritten, das kann ich jeden Tag im
Supermarkt beobachten. Von den krankma-
chenden Stoffen in manchen Lebensmitteln
mal ganz abgesehen. Mit schlechten Inhalts-
stoffen verdient man eben kein Geld. Die
beworbenen guten Nährstoffe die in einigen
enthalten sind werden von uns meist schon
durch andere Lebensmittel „unsichtbar" aufgenommen und sind im Umkehrschluss eher
schlecht für uns, weil wir mit so einem „guten Lebensmittel" zu viel davon aufnehmen.
Das ist aber von Mensch zu Mensch völlig
unterschiedlich. Für andere z.B. ist Eiweiß
sehr gut, für mich eher weniger wegen der
fehlenden Niere. Über die Volksdroge Zu-

cker brauche ich nicht viel zu erzählen, dass er schlecht ist weiß jeder. In manch einem Lebensmittel ist über 80% Zucker enthalten den wir nicht sehen können. Im Grunde müsste jeder Mensch einmal zum Arzt gehen, seine Blutwerte überprüfen lassen und eine BIA-Messung durchführen lassen. Das ist eine Messung in der man das Verhältnis von Körperwasser, Zellanteil, Knochen- bzw. Bindegewebe, Körperfett und Bewegung anzeigen lassen kann. Ich bin da auch nicht perfekt, wollte nur einmal darauf hinweisen, dass es sowas gibt. Ich trinke weiterhin Alkohol, esse auch mal ungesund und rauche auch mal eine zum Bierchen. Die Menge macht den Unterschied denke ich heute. Ich bin nicht zu einem Bio Typ mit Latschen transformiert, falls dies jetzt irgendwer denkt aber ich tue all diese Dinge bewusster als früher. Manchmal frage ich mich aber schon, ob uns die Ernährung heutzutage nicht mehr wert sein sollte? Ich kenne Menschen die sich lieber eine dicke Karre leisten aber nur Fast Food essen. Ist uns unsere Gesundheit heute nicht mehr wichtig?

Es gibt Studien, in denen in Deutschland aufgrund mangelhafter Ernährung mehr Krankheiten auftreten als in vielen anderen Ländern. Ich frage mich so manches Mal nach dem Grund. Ist es mangelndes Bewusstsein? Werbungsverdummung? Soziales Umfeld? Falsch vermitteltes Wissen? Sind wir alles Konsumenten von Massenprodukten? Diese Fragen habe ich mir aufgrund der Erkrankung gestellt, ich hätte dies ohne sie nie getan. Ein Supermarkt ist ein Handelsunternehmen, er wird ein Produkt „auslisten" und es nicht mehr führen wenn es nicht genug umgesetzt wird und damit kein Geld verdient wird. Sei es auch noch so gesund. Im Umkehrschluss natürlich würde er niemals Produkte rausschmeißen die umsatzstark sind. Dafür gibt es genug Beispiele. Leider darf ich hier keine nennen aber es kann sich jeder einmal überlegen was überall in Mengen verkauft wird. Ungesund heißt in den meisten Fällen leider auch umsatzstark, gibt es überall – in Massen.

Nachwort:

Zum Ende meiner Geschichte kann ich jedem nur raten: Wenn ihr einmal sehr krank sein solltet und in ähnlichen Situation steckt, werdet nicht zum Opfer-Typ! Wehrt euch! Ich habe in dieser beschissenen Zeit genug Leute gesehen, die wegen Freundlichkeit oder Feigheit, eingegangen sind wie Blumen. Ich bin dadurch mehr und mehr Realist mit optimistischen Ansätzen geworden. Seit allem gegenüber erst einmal skeptisch, hinterfragt alles und vertraut niemandem. NIEMANDEM!

Dieses aufzuschreiben hat eine Menge Zeit in Anspruch genommen und fordert enorm viel psychische Kraft. Alles nochmal gedanklich durchzugehen ist eine harte Belastungsprobe aber ich habe mittlerweile echt

Gefallen daran gefunden mir meinen Ballast
von der Seele zu schreiben.

Ich würde mich auch sehr über einige kleine
Rückmeldungen, bevorzugt in schriftlicher
Form, zu meiner Geschichte von euch freu-
en. Natürlich auch gerne persönlich. Leider
kann ich mir das nicht mehr so gut merken
aufgrund der Nachwirkungen der Therapie.
Mein Gedächtnis ist wirklich nicht mehr gut.
Wie seht ihr einige Dinge bzw. wie habt ihr
sie gesehen? Wie habt ihr Diagnosen oder
Rückschritte/Fortschritte im Laufe meiner
Krankheit aufgefasst? Eventuell auch etwas
Kritik zu der Geschichte oder zu meiner Per-
son. Ich bitte dabei um absolute Ehrlichkeit.
Selbst wenn ihr denkt, dass es mich verletzen
könnte.

Abschlussworte:

Es ist schön, wieder da zu sein! Es ist schön,
zu leben! Es ist schön, meine Auferstehung
fast zeitgleich mit den Onkelz erlebt zu haben. Es ist unbeschreiblich, wie die Welt mit

diesen Augen aussieht. Ich habe Dinge durchlebt die ich nicht einmal meinen bösesten Feinden wünschen würde. Ich habe mich verändert. Ich darf behaupten, einer der loyalsten Menschen auf der Welt zu sein. Wenn ich für eine Sache stehe, verteidige ich sie mit allen Konsequenzen. Ich war schon immer ziemlich ehrlich aber zukünftig nehme ich keine Rücksicht mehr aus Nettigkeit. Ich denke, dass Ehrlichkeit ein Weg aus dieser kranken Welt voller Lügen, Hass und Korruption sein kann. Ich habe Werte von Menschen gelernt, die nicht mehr lange zu leben hatten. Diese hätten zwar unterschiedlicher nicht sein können aber eins hatten sie alle gemeinsam: Alle hätten ihr Leben ehrlicher gelebt, wenn sie es noch einmal könnten. Ganz viele sind durch Unehrlichkeit unglücklich geworden und haben ihr ganzes Leben nichts daran geändert. Genau das habe ich sehr häufig gehört und mir in meiner schlimmsten Zeit vorgenommen, nie so leben zu wollen falls ich das überlebe. Ich weiß, dass es sehr viele Menschen gibt, die damit nicht umgehen können und ich ziemlich alleine damit stehen werde. Die meisten wollen nämlich belogen werden, auch wenn jetzt viele den Kopf schütteln. Es ist einfach bequemer zu sagen, dass dieses Kleid aber wunderschön an dir aussieht als ehrlich zu sagen, dass die Person dafür einfach zu fett ist. Ich bin so nicht. Ich hoffe, dass dies viele akzeptieren und mich zu schätzen wissen. Einen loyaleren Freund werdet ihr nicht mehr finden.

Durch diese Augen zu sehen ist teilweise auch sehr erschreckend. Nach so einer Erkrankung (bzw. Break der Psyche oder auch Bewusstseinsveränderung) zurück in den Alltag zu kommen ist heftiger als gedacht. Man merkt, dass sich nichts geändert hat außer man selbst. Es ist ein weiterer Kampf – Auge um Auge, Zahn um Zahn. Man ist von vielen absolut unverstanden und lernt wahre Monster der Gesellschaft kennen. Macht und Geld ist wichtig, der Mensch wird als Zahl gesehen in dieser verdammten Leistungsgesellschaft. Bei vielen ist die Erkrankung schnell vergessen. Besonders dann, wenn man sie nicht sehen kann.

Bis heute werde ich fast täglich nachts von den Erlebnissen wach. Ich wache spontan mit Herzrasen, kaltem Schweiß, Panik, Atemnot, zittern, Todesangst und Übelkeit auf. Jede noch so kleine Situation im Alltag ruft in mir irgendwelche Erinnerungen an diese Zeit auf. Es gibt Situationen die mich ohne Vorwarnung völlig aus der Bahn werfen. Sei es nur ein Geräusch oder ein Geruch. Ich denke anders. Ich handle anders. Es sind die Dinge, die niemand sehen kann.

Meine Prioritäten haben sich verschoben. Ich bin weitsichtiger geworden. Ich will reisen, die ganze Welt sehen. Andere Kulturen kennenlernen. Habe angefangen für eine Weltreise zu sparen. Davon wird mich auch die weltweite Terrorgefahr nicht abhalten. Angefangen habe ich mit dem ziemlich spontanen Roadtrip durch Kalifornien in den USA im Januar 2015. Der nächste Trip entlang der amerikanischen Ostküste ist bereits in Planung.

Ich bin jetzt 2 Jahre tumorfrei und muss alle 6 Monate zur Krebsnachsorge. Für die nächsten 5 Jahre. Es besteht 7 Jahre hohes Rückfallrisiko, es sinkt natürlich von Jahr zu Jahr. Ich habe einen Schwerbehindertenausweis zu 100% mit dem Vermerk „erheblich gehbehindert". Aber ich bin sehr glücklich und dankbar noch das machen zu können was ich liebe. Ich habe eine Psychotherapie zur Krankheitsbewältigung und Aufarbeitung gemacht. Natürlich habe ich auch heute noch Angst vor einem Rezidiv (Wiederauftreten der Krankheit). Ein normaler gesunder Mensch wird diese Angst nie nachvollziehen können. Wie es ist jeden Tag zu denken, was ist wenn das wiederkommt. Wenn irgendetwas zwickt im Körper, da könnte etwas sein. Ich taste mich täglich ab und suche nach harten Stellen. Wenn die letzte Nachsorge schon einige Zeit her ist, ist es am schlimmsten. Ich gehe meistens in regelmäßigen Abständen zum Hausarzt und lasse mir Blut abnehmen um die Tumormarker zu bestimmen und zu überprüfen. Selbst wenn diese völlig in Ordnung sind, lässt die Angst nicht von mir ab, weil diese Untersuchungsmethode zu ungenau ist. Die Panik vor jeder Untersuchung, vor jedem Arztgespräch, vor jedem Essen zu überlegen ob das gut für mich ist. Die Konfrontation mit dem Tod hat mir einiges an Leichtigkeit genommen. Diese Ängste zu bewältigen und zu bändigen ist eine große Aufgabe und nicht leicht. Diese „Anpassungsstörung" (so nennen es die Psychologen) ist eine große Herausforderung in der Gesellschaft für mich und Lara. Manche Entscheidungen die daraus resultieren, verstören unser soziales Umfeld schon des Öfteren. Trotz allem denke ich überaus positiv und meine Gedanken gehen in Richtung Hochzeit – wer hätte das gedacht. Ich nicht. Denn ich liebe Lara wirklich aus tiefster Verbundenheit, Dankbarkeit und vollstem Herzen. Sie ist meine Freundin, meine beste Freundin und meine Lebensretterin. Ich danke dir!

Patrick Fricke

E-Mail: onkelflauschi@arcor.de

https://www.facebook.com/onkelflauschi